JN104923

ひとりで死なせはしない

日本人牧師、アメリカでコロナ患者を看取る

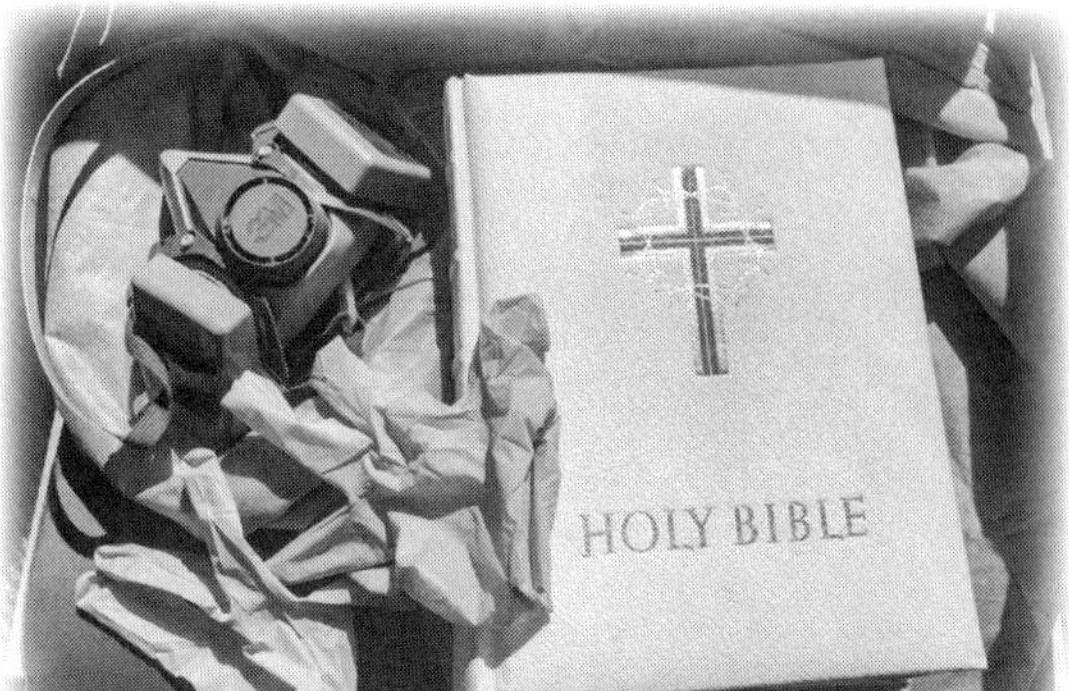

関野和寛
Kazuhiro Sekino

日本キリスト教団出版局

はじめに

私は今、世界一のコロナ感染大国アメリカ、ミネソタ州の最大都市ミネアポリスにある病院のコロナ病棟にいる。病院聖職者であるチャプレンとして毎日運ばれてくるコロナ患者たちを見舞い、回復の道が絶たれてしまった場合はその最期を看取る。人工呼吸器を外す場面に何度立ち会ったことだろうか。コロナ病棟内にセットされたスマホやタブレット端末から、泣き叫ぶ悲痛な声が響きわたる。隔離病棟に入ることができないコロナ患者の家族たちが画面越しに愛する者の最期を見届けているのだ。

これは新型コロナウイルスがもたらした死の新しい形ではない。死が持つ最大の力である孤独、断絶がパンデミックによって表面化したのだ。本来、死は孤独なもの。けれども死は誰にでも必ず訪れる神秘の時であり、そこには何かしらの豊かさがあるはずだ。死を悲しい最期とするのではなく、たとえどのような病や事故であったとしても人生最後の時間を温かく豊かにしていくのがチャプレンの仕事だ。

私はそのようなチャプレンになるために、2020年7月にアメリカのミネアポリスに渡った。日本の人々は「コロナだから、今は行かないほうがいいよ。無理だよ」と言い、アメリカの人々は「よくもまあ、こんなに時に！」と驚いた。

確かに他人の目から見たら、完全に無理で最悪なタイミングだった。無謀だと思った人も少なからずいただろう。その時点でアメリカは既に世界最大の感染国になっていただけでなく、私が行くことになっていたミネアポリスの街では黒人市民ジョージ・フロイド氏が警察官に殺されたことが契機となって黒人に対する差別を撤廃し人権を守る運動、ＢＬＭ（ブラックライブズマター）が大暴動に発展していたのだ。

さらには当時のトランプ大統領がさまざまなビザの発給を停止し、航空機の便も次々に運休されていた。今だから言えるが、日本の外務省はアメリカ渡航中止勧告を出していた。でも誰がなんと言おうが、私はアメリカの病院へ行きチャプレンになると決めていた。いや、20年前から決まっていたのだ。

私にはダウン症という障害を持つ妹がいる。2000年のクリスマスに妹が病に倒れ、集中治療室にて危篤状況に陥ってしまった。そのとき私は絶望し、泣き叫ぶことしかできなかった。だが、神戸に住む親しい牧師が事態を聞きつけ、新幹線に乗って東京の病院に駆けつけてくれたのだ。家族しか入れない集中治療室に、彼は「私は家族です」と言って滅菌ガウンに身を包み入ってきたのだ。そして、妹と私たち家族のために祈ってくれたのだ。その姿を見て、私も牧師になると決めた。

私にとって牧師になることは病院聖職者、チャプレンになることでもあった。チャプレンとしてのプロフェッショナルな知識と経験を得られるのはアメリカの病院だけである。日本で牧師を養成する神学校でチャプレンの働きを教えるためにも、アメリカに渡って実際にチャプレンとして働き、その資格を取る必要があった。

私は14年間働いた新大久保の教会の牧師を辞して、渡米の準備を進めていた。東京では1回目の緊急事態宣言が解除されたが、まだまだコロナ禍。それでも住んでいたところを引き払い、仮住まいに身を寄せ、スーツケースに荷物を入れた。そして、アメリカへの渡航中止勧告が発出される中、数カ月遅れとなったが出発することができた。世の終わりかのような誰もいない空港から、ガラガラの飛行機に飛び乗ってなんとかアメリカに渡ることができたのだ。

こうして、私は自分が勤務するミネアポリスのアボットノースウェスタン病院にたどり着いた。この病院は全米の名病院の上位にランクするほどの最先端の医療レベルを持っている。一般病棟、緩和病棟、精神科病棟、母子センター、そしてコロナ病棟と全ての病棟がそろっている。私は新人の同僚たちとともに1年間フルタイムでチャプレンとして働きながら、同時にプロのチャプレンになるためのトレーニングを受けることになっていた。

数日にわたるオリエンテーションが終わると、運命の時がやってきた。チャプレン室のホワイトボードに病院内の全ての病棟のセクションが書き出され、どのチャプレンがどの病棟を担当するかを決めるのだ。ボードの端にコロナ病棟という文字があった。だが他のチャプレンたちは高齢や、家族に持病があることを理由にコロナ室担当にはなりたくないと言った。私の心臓はドクッドクッと音を立てて胸が張り裂けそうなほどに高鳴っていた。そして気が付くと「では私が行きます」と手を挙げていた。

私より3つ年下で、イラク戦争帰りのマイケル牧師も「じゃあ私も」と手を挙げ、私たちはコロナ室担当チャプレンに任命された。こうして私はコロナ室と子どもと大人の精神科病棟担当になった。

日本を出る前に多くの人から「渡米は無理だ」「今はその時じゃない、神さまが定めた時がある」とさんざん言われた。悪いが、どの意見も私の人生には当てはまらなかった。無理ではなかったし、神さまの時は数年後ではなくて、今この瞬間だ。

一方で、アメリカの人々は「こんな最悪の時によく来てくれた!」と言った。だが、私は思った。「アメリカが最悪の時に来た?」確かに人の目からすれば、疫病、暴動、分断が渦巻く最悪の時だろう。けれども皆が無理、最悪と呼ぶ時間と場所のど真ん中に誰か飛び込まなきゃ何も始まらない。

この本は日本人牧師である私がパンデミックと暴動で揺れるアメリカの病院で生と死に向き合い続けた格闘の記録である。無理かどうか、最悪かどうか、人の意見、ネットの情報、過去の常識ではなく、ページをめくってその目で感じてみてほしい。

目次

装丁・本文デザイン　松本七重

＊文中の聖書箇所は特に記載がない場合は『聖書　新共同訳』からの引用です。
＊個人情報保護のため、本書に登場する人物や出来事は再構成されています。

誰も入れない「コロナ病棟で
患者が息を引き取ろうとしている
チャプレンは言う
「私が最後まであなたの横にいます」

1 毎日が「事件」の病棟から

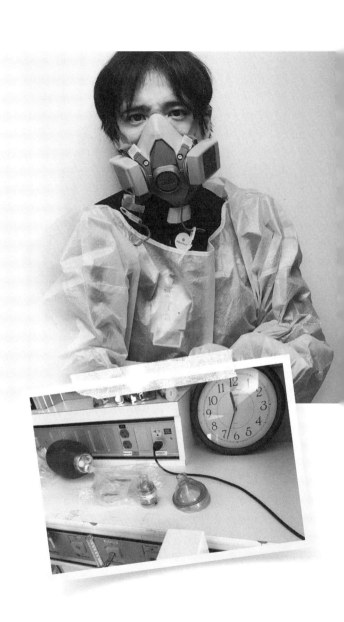

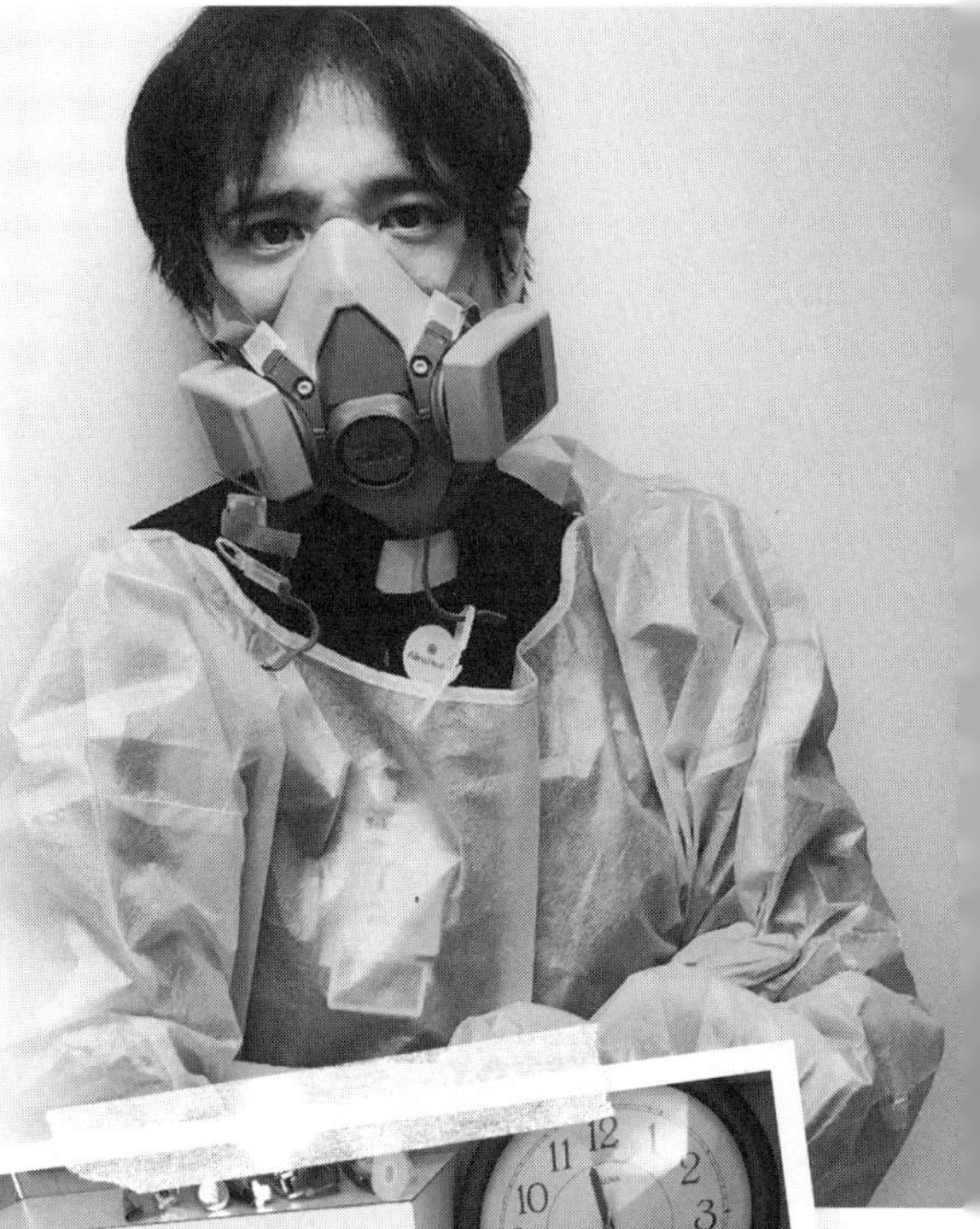

日本人牧師、アメリカのコロナ病棟へ初潜入

「怖い……」。

「本当に入って大丈夫か？　自分も感染するのではないか？」

防護服を着た私の足はすくんでいた。青白い照明が無機質な壁を照らしている。入り口から遠く離れたところに置かれたベッドの周りをさまざまな医療機器が囲んでいる。「危険！　防護服確認！」と張り紙がされたガラス張りの扉は固く閉ざされ、その奥で患者が力なく横たわっている。

そう、ここはコロナ患者が隔離されている病棟だ。面会謝絶の中、ある者はiPad《アイパッド》（タブレット型コンピュータ）の上で指を滑らせ、何かを見ている。またある者は苦しそうな呼吸の中で目を閉じ、癒やされる時をひたすら待っている。

全世界の動きを止め、大量の失業者を生み、多くの人の命を奪い続けている

COVID-19（新型コロナウイルス）に感染した彼らからは恐怖と失望があふれ出している。700万人の感染者、死者20万人、ここは新型コロナウイルス感染者数が世界最多のアメリカのコロナ病棟である。

この数字を記録した2020年9月下旬には、1日の新規感染者数が4万人を超える日もあった。そんなさなか、病院内で闘病中の患者、その家族、また愛する者を失ったばかりの遺族もケアするチャプレンチームの一員として働き出した私は、コロナ病棟担当に任命されたのだ。

ノックをして私はその扉を開けようとする。が、全身の神経が逆立ち、体中の細胞が警戒アラームを脳に送ってくる。防護服に覆われた全身の毛穴からジワッと脂汗がにじみ出す。だが、もう引き返せない。意を決して、私はコロナ室に飛び込んだ。

「はじめまして。この病棟担当のチャプレンです。あなたに会いに来ましたよ」——伝えたのはそれだけだった。すると初老のアメリカ人女性は涙を流して微笑み「家族ともずっと会えなくて、とっても寂しかった……。この扉が開くのはドクターが診察に来るときと、ナースが処置や身の周りの世話をしてくれるときだけなの。でも、診察でも処置でもお世話でもなく、ただ人として会いに来てくれたのはあなただけよ！」と言った。震えていた足は止まり、気が付けば私も満面の笑顔だった。

コロナ室に入り始めた最初の1週間、私は毎日頭痛や倦怠感に悩まされていた。「私も感染した？」「他の人にうつしてしまった？」との思いに捕らわれ、極度の緊張に体が反応していたのだ。けれども患者さんたちの喜ぶ笑顔が私を恐怖と緊張から救ってくれた。とはいえ、私はただの日本人牧師。ここアメリカの医療制度もわからないし、医師や看護師ではないから、薬1錠も処方できない。ばんそうこう1枚貼ることもできない。けれども私は鍵を持っている。病院の全ての部屋、精神科の閉鎖病棟からコロナ隔離病棟まで、家族さえ入れない部屋に入ることが許されている。だから私は扉を開けて、患者さんたちの闇と孤独に向かっていく。

世界を震撼させる未知なるウイルスは、ワクチンができて多くの人が接種してもなかなか収束しないだろう。でもウイルスはなくならなくても、人々をむしばむ孤独をやわらげること、あるいは終わらせることはできる。そこに孤独があるならば、私は今日もコロナ病棟に入っていく。かなり怖いけれど……。

コロナ室で握手してもいいですか?

目の前には10日間も誰とも話していないコロナ患者がいる。その人は路上生活者で新型コロナウイルスに感染し、重症化して運ばれてきた患者だった。

「あなたに会いに来ましたよ」と伝えると、目に涙を浮かべその手を伸ばし、握手を求めてくる。「3密」「ソーシャルディスタンス」「ロックダウン（都市封鎖）」「非常事態宣言」——メディアはたくさんのフレーズを私たちに植えつけた。マスク、うがい、手洗いを奨励し、Zoom《ズーム》（ウェブ会議システム）を用いた「新しい生活様式」を教えてくれた。けれども「コロナ患者と握手をしていいか」については、メディアの記事にも病院のマニュアルにも書いていない。

コロナウイルスは猛威を振るい、2020年10月には大統領夫妻も感染した。累計850万人を超える感染者の中には、ありとあらゆる人がいる。子ども、若者、お年寄り、スポーツ選手、俳優、ホームレス、受刑者……。アフリカ系、アジア系、ヒスパニック系、スカンジナビア系……。とにかくいろいろな人がこの病院には搬送されてくる。だが、人種がどうであろうと、職業が何であろうと、ここでは同じ患者だ。そしてコロナ患者たちは皆、例外なく隔離病棟に収容される。

しかし理不尽なことに、超格差社会であり、かつ国民皆保険制度がないアメリカでは、風邪で病院に行くだけでも下手をすれば数万円もかかる。個人で民間の保険に入っていなければ、診察、検査、薬、1回の診察で10万円くらいかかってしまうことだってあるし、集中治療室に至っては1円100万円近くかかることだってある。つまり、貧しい者ほど医療へのアクセスがしづらく、新型コロナウイルスに感染したと思っても心理的になかなか病院に行けないのだ。

私がこの日訪ねたのは、先述のホームレスのおじさんである。家族もいなければ、治療費も払えない。彼は路上で重症化して意識をなくしていたところを運ばれてきたのだ。面会謝絶のコロナ病棟でも、たいていの患者はスマホのビデオ通話で家族や友人と顔を見ながら話すことができている。でも、このおじさんには連絡を取り合うような人が誰もいなかったのだ。どこの誰かもわからない全身防護服で目元しか出していない日本人牧師に「ありがとう……」と涙を浮かべ、握手を求めてくる。「うっ……。コロナ患者と握手したくない……」。戸惑い、ビビリながら、私はそれでもその手を握り返した。

2000年前キリストが、重い皮膚病や不治の病にかかって隔離どころか捨てられてしまった人々を何度も訪ねていたことを思い出した。キリストは医療用マスクもゴーグルも手袋も何も着けず彼らの横に座り、素手で彼らの手を握っていた。それに比べ私は全身防護服を着ているくせに、ノミのような心臓をバクバクいわせてビビっている。

「この瞬間のためにチャプレンになったのではないか」「このような患者さんたちと出会うためにアメリカまで来たのではないか」と自分に言い聞かせ、私はおじさんと握手をした。不思議と不安は消え去り、温かな何かが私のこころの中に灯った。

パンデミックの時代、ソーシャルディスタンスによって人と人とが引き離されている。けれども恐れを越えれば、魂の距離とも言えるスピリチュアルディスタンスはぐんと近くなれるはずだ。

コロナ室の十字架

10月後半になり、アメリカではコロナウイルス第2波と呼べるほど急激な感染拡大が起きている。ここミネソタ州では、1日に新規感染者数が2000人を超える日もある。先月の約2倍だ。隣のウィスコンシン州から感染者がミネソタ州の病院に搬送されてくることもある。私の働く病院もそのひとつだ。

入院患者が増えるということは、多民族で多宗教のダイバーシティー（多様性）が豊かなここミネアポリスにおいては、さらにさまざまな人々が搬送されてくるということだ。この日も、チャプレン室の電話が鳴った。「コロナ室で患者が精神不安を抱えているから来てください！」——私が担当するコロナ病棟だ。

このようなとき、以前の私だったらこう言っていた。「教会の牧師です。あなたのために祈ります」——このひと言はクリスチャンの患者には大きな救いになることが多い。だが、他宗教の人々には通用しないケースが往々にしてある。実際はキリスト教を嫌悪している人々もたくさんいるし、クリスチャンだったが教会やキリスト教に失望し離れてしまった人も多い。そのため、キリスト教聖職者を拒絶する患者さんが存在するのも事実だ。

私の属するチャプレンチームにはイスラム教の指導者イマームもいるし、地域で働く仏教の僧侶、ユダヤ教のラビ、ネイティブアメリカンの宗教指導者、エホバの証人の指導者らもバックアップ（控え要員）としてスタンバイしている。患者の信仰に合わせて、病院からの要請があれば患者のもとに向かう。

私に出動の要請があった患者はイスラム教徒だ。本来なら、コロナ室で孤独に苦しむこの患者のもとにはチームメイトのイスラム教のイマームが行くのがベストだ。だが、彼は比較的高齢で免疫力に不安を抱えているため、コロナ室には入らないことになっている。

「どうしたらいい？」私は彼にアドバイスを求める。カルテを見て彼は答える。「たぶん、この人はアフリカからの難民、かつ根っからのイスラム教徒だと思う。牧師から祈ってもらうということはあり得ない。でも、君が必要だ。キリスト教うんぬんではなく、人として彼のもとに行ってくれないか？」もちろんだ。ここでは私は外国人、はじめから何者でもない。いやむしろ、その患者と同じ、海を渡ってきた外国人だ。その孤独に同士として寄り添うだけだ。

コロナ室に到着。ナースステーションで牧師シャツのカラー（襟）を外し、フェイスシールド、ガウン、手袋を装着。そして、十字架をその場に置く。正直に言えば、複雑な気持ちだった……。でも、この牧師の象徴たるカラーと十字架が患者を苦しめたり、あるいは不快感を与えたりするのであれば、それを置いていく。

コロナ室のドアを開け、中に入っていく。苦しそうな息でアフリカ系の男性が寝ている。声をかける。ただただ、その人に出会った人として、声をかける。「あなたに会いに来ました……」。すると彼は震えながら「心配なんだ……」とひと言。本当に治るのかという不安、家族や周りの人にコロナをうつしていないかという不安、そしてこれから請求される100万円以上になるであろう医療費が保険でどの程度カバーされるか……。そんな全ての不安が入り混じっているのだと感じた。

コロナにかかっただけでも大変だが、この国では、特に経済的基盤を築くのが難しい外国人が病気になるとはこういうことでもある。だから、同じ人として、同じ外国人として彼の手を握り「大丈夫……きっと大丈夫だから……」。すると彼はうなずきながら、少し笑って「センキュー（ありがとう）」と短く返してくれた。人種も宗教もまったく違う私たちだが、一瞬でつながれた気がした。

「明日も来るからね」と伝えると、彼の瞳に涙が浮かんできた。流れる涙には宗教、人種の違いは関係ない。人間が勝手に区分けした世界の溝を涙は越えていく。気が付けば私も泣いていた。

コロナ室から出てナースステーションに戻る。忘れ物が多い私だが、置いておいた牧師のカラーと十字架をかばんに入れる。熱い思いが胸にこみ上げてくる。十字架はコロナ室に持っていけなかったけれども、神はきっとあの場にいたと思う。私たちが流した涙の中に神はいたと思う。

コラム

移民の悩み

アメリカに来てから、私は社会不信になった。大切な約束が何度もドタキャンされたり、メールなど送っても返事がないのは当たり前。買い物に行って卵を買ってきても中が割れている。これらの問題を相手のせいにできないのがアメリカだ。絶対にドタキャンされない状況を自らつくり、卵もパックを開けて割れはないか自身でチェックしなければならない。

最初に住んでいたマンスリーアパートでもアクシデントの連続だった。建物のドアのボタン式の鍵のナンバーを知らされることなく変更されて中に入れなくなってしまったり、火災報知器が壊れていて野菜炒めを調理するだけで警報機が鳴り止まなくなったりする。けれども日本のように「申し訳ありません

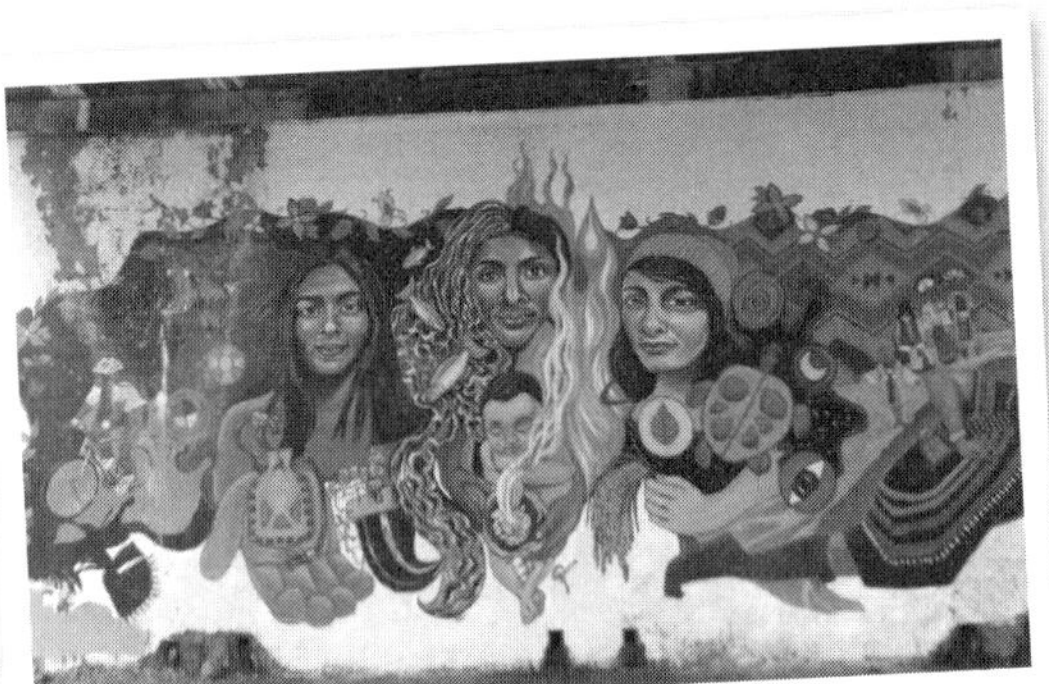

でした」と相手方が頭を下げることはない。そうではなく、ちゃんと論理的に、かつ相手に敬意を持って主張する。そうすれば宿代はその分返金されるし、卵だって交換どころか無料になる。

もっとも、これらは序の口だった。ある日、アメリカの行政手続きをするために必要な社会保障番号ソーシャルセキュリティーナンバーを申請したときのことだった。コロナ感染予防のため、指定されたとおり申請書とパスポートコピーを役所のポストに投函した。だが何カ月たっても返事がない。不審に思い電話をすると「あなたの申請書とパスポートコピーが見当たらないから、もう一度送り直してくれ」と。信じられるだろうか。先進国の役所、しかも人々の社会生活を守る機関が個人情報をなくすのだ。自分のIDも身も他人には任せられない。

水も安全も無料ではない。究極の個人主義、自己責任社会、これがアメリカの現実だった。けれども私はこの国がなぜか好きだ。皆自分勝手だ。でもユニークさがよしとされ、人と違うことで文句を言われることがないからだと思う。とても住みにくい国だ。だが、私の生き方を批判してくる者はいない。ここは自由の国だ。

希死念慮とコロナ室

「チャプレンカズ！　君の担当は4階のコロナ病棟だが、患者がすさまじく増えている。昨日から3階もコロナ病棟になった。行ってくれるか?!」

病棟からの突然の依頼だ。これはコロナ患者が単に倍増したという意味ではなく、多種多様な患者が増えたということだ。風邪の受診だけで数万円もかかるアメリカで、日常的に医療から遠ざけられているホームレスや貧困層にも少しずつＰＣＲ検査が行き渡るようになった。それで、コロナに感染した低所得の人々が未治療の持病をもって運ばれてくる。刑務所や薬物依存症のリハビリセンターから運ばれてくる人々もいる。精神の病とともに希死念慮に苦しんでいる人々もいる。そういう場合、コロナの治療だけをしていればいいわけではない。

この日は、自殺の恐れがある大学生がコロナに感染し、運ばれてきた。大学生は

LGBTQ（性的少数者）であり、重いうつ病を患っている。アメリカの保守的な地域ではLGBTQの子どもが家族に受け入れられないケースが多い。中には勘当され、ホームレスになっている子どもも少なくない。

原則、希死念慮のある患者の部屋にはリスクが高い薬物や鋭利なものやロープ状のものは、過量服薬したり自分を切り付けたり首を絞めたりする可能性があるので持ち込みは厳禁である。だが、ここには点滴の針やらチューブやら、危険物であふれている。病棟チーム内での会議が急きょ招集され、看護師が交代で24時間、その病室に詰めて患者を監視することになった。

ただでさえ人手不足、さらには次々に運ばれてくるコロナ患者のケアで忙殺されている看護師たち。しかも交代とはいえ、感染リスクのある密閉されたコロナ室に居続けなくてはならないのだ。私はその様子をじっと見ていた。いや、ガラス越しに見つめることしかできなかった。それでも看護師に「私にできることがありますか？」と聞くと、あっけなく「No（ないです）」の返事。砂をかむような無力さを感じ、チャプレン室に戻る。すると上司より、「24時間体制で監視役をしている看護師に、30分私が見守りを代わるから休んできてくださいと言ってみては?」とアドバイスを受ける。

次の日、その言葉を携え、再びコロナ病棟に。そして監視役の看護師にやっと代わってもらい、その自殺危機にあるコロナ患者の部屋に入る。ベッドの上から人員交代を懐疑的な目で見やる大学生。その眼差しが全てを物語っていた。失望しきっているのだ。自分の家庭、社会、過去、未来、どこにも自分の居場所がないことに。そして世界中を襲っているコロナパンデミックの嵐の中心に自分がいること、その中で自分が監視され続けていること……それらの全てに絶望しているのだ。

そんなところに全身防護服の日本人牧師がやってきたとしても、毒にも薬にもならないことはわかりきっていた。こころを開いてもらうとか、気持ちを通わせるとか、相手のために祈るとかいう押しつけになり得るものは全てコロナ室の外に捨ててきたつもりだ。だから、ひと言だけ声をかける。「こんにちは、チャプレンのカズです。僕はドクターでもナースでもセラピストでも何でもない。だから君に何もしないし、何も聞かないよ……。30分だけここに座っててていいかな?」

もちろん返事はなかった。私は時計も何も見ずに、ただ床を見て座っていた。「プシューッ、プシューッ」――重装なマスクを通して私の呼吸音だけが室内にこだまする。一呼吸ごとに全身に緊張が走る。私はコロナ病棟のど真ん中でただただ息をし続けているからだ。そんな自分との葛藤の中で、ただただ座っていた。

「プシューッ、プシューッ」――何度、極限まで緊張した呼吸を繰り返しただろうか。人間は不思議だ。緊張を通り越し、気づくと私はなんとそこで居眠りをしてしまっていたのだ。時計を見ると、約束の時間の30分はだいぶん過ぎていた。私が「じゃあ、帰るね」と言うと、大学生はなんと言葉を返してきたのだ。「明日も来てくれる……?」「オフコース(もちろん)!」そう答えて、私はコロナ室を後にした。全身防護服を脱ぎ捨てながら、なんとも言えないほのかに熱い想いが込み上げてきた。

私は何もできない。大学生のコロナも治療できないし、死にたいくらいの苦しさも取り除けないし、聖書の一節も伝えられない。でも、明日の約束ができた。それだけでいいという気がした。「明日も会おう」、それは「明日も一緒に生きよう」という意味だ。「狂った世界だけれども、それでも明日一日生きてみよう」、そんな希望を分かち合えたのではないだろうか。それだけでいいのではないか。

「Go To」から「Go Beyond」へ

ここアメリカ、ミネソタ州の病院で、病院聖職者チャプレンとして毎日コロナ病室に入る日々が続いている。２０２０年11月になるとミネソタ州でも１日の感染者が１万人近くになる日もあった。日本の比ではない。私はメディアが言う、その「最前線」にいる。また、日常的に「濃厚接触者」だ。

毎日、私は日本のニュースも見るが、日本のメディアは１日の感染者数のグラフを見せながら「Go To トラベル」「Go To イート」の話題ばかり伝えていることに違和感を覚えないわけにはいかない。アメリカでも当初、コロナウイルスを軽く見たことが失策につながった。そして、そのしわ寄せは病院に押し寄せてくるのだ。

この日も急にポケベルが鳴り、ＥＲ（緊急治療室）に呼び出された。若い母親の突然死だという。病院にタクシーでやってきて、１時間後には心肺停止で帰らぬ人になってしまったのだ。同行してきた家族は悲しみのあまりパニックに陥り、泣き叫びながら病棟の外へ走っていってしまったとのこと。私に与えられたミッションは、この家族を落ち着かせることだった。

だが、落ち着かせることなどできるわけがない。2時間前まで家のリビングで一緒にテレビを見ていた母親が突然、二度と戻らぬ人になってしまったのだ。雪の舞う病院の中庭で泣き叫ぶ子どもたちを発見。だが、かける言葉なんてどこにもない。とりあえず「チャプレンのカズです。このまま外にいたら、みんな風邪を引いてしまう（外はマイナス3度）。ママの部屋に一緒に戻りましょう」、そう声をかけた。

10代と思われる3人の子どもたちだが、長男は立ち上がれないくらいに気が動転して激しく声を上げて泣いている。「なぜ？　どうしてなの?!」と。私は彼を起こし、ひたすら抱きしめるしかなかった。そして、肩を抱いて一歩一歩病室に戻る。すると今度は、横たわる母親を見て長女が泣き始める。「嫌よ、ママ！　嘘でしょう？　お願い、嘘だと言って！」

絶望の底に突き落とされた家族のケアはチャプレンの重要な役割だ。だが、ケアなどできるはずがない。聖書や十字架を持ってきてはいるが、それらの出番でもない。「この死には意味がある」とか「神さまが共にいる」など、キリスト教会における水戸黄門の印籠のような言葉はここでは出せない。

母親を急に奪われる意味など知る由もなければ、神の存在など感じられるわけもなく、むしろ「神などいない！」そう感じるほどの絶望の中にいるのだ。私は同じように突然死で妻を亡くした経験のある上司の言葉を思い出していた。「言葉なんていらないんだ。ただただ誰かにそばにいてほしいものなんだ。そして、寄り添う者にとっては絶望の中にただただ居続けることが一番難しいんだ」。私はこの言葉を実践するしかなかった。

この場で、私は宗教者でも牧師でも日本人でも何でもない。ただ横にいて、砕け散ってしまったこころを受け止めるスポンジになるのだ。床にこぼれ落ちる涙を染み込ませるだけのスポンジに、私はなる。どれだけ子どもたちを抱きしめ、肩をさすっていただろうか。

医師が入ってきて、家族に死因を説明し始めた。「原因は急な心臓発作。もしかしたら持病のためかもしれないし、新型コロナウイルスに感染し、一気に持病が悪化した可能性もあります……。家族全員、ＰＣＲ検査を受けてください」。現在のところ、感染者の遺体は感染者と同じ扱いなのだ。つまり、母親にコロナ感染の疑いがある以上、この部屋にいる全員が防護服なしの濃厚接触者となる。

絶望している子どもたちに、さらなる別の失望が覆いかぶさる。皆、顔を見合わせて黙っていた。母との死別の悲しみの中、子どもたちはPCR検査を受けることになる。そして、私も受けることになると思う。私は彼らの家族でも親族でもない。だが、この母親の最期と家族に寄り添った同室者だ。だから、今だけは彼らのファミリーだ。

ここまで来ると、たとえ自分が感染していたとしても、もう誰のせいでもない。感染しようがしまいが、この最後の瞬間、彼らと共にいられたことだけが全てだ。不思議と恐怖は消えていて、これで死んでも構わないとまで思った。開き直りの境地かもしれないし、そう感じないとやっていられないのかもしれない。

私にとっては「Go To トラベル（どこに行くか）」「Go To イート（何を食べるか）」の日々ではなく、「Go Beyond the Life（いのちを越えていく）」ことに注力しなければならない毎日である。生と死の境目、その先を見据え、越えていかなければ今日を生きていけないのだ。

コロナが破壊したうわべのクリスマス

ここアメリカではクリスマスシーズンはホリデーシーズンと呼ばれ、クリスチャンでない人々でも皆が休暇を取り、家族団らんの時を過ごす。同僚のチャプレンたちに休暇を取ってもらい、私はイスラム教のチャプレンと共に、このホリデーシーズンに入院生活を送っている人々をひたすら訪ね歩いていた。

私がクリスマスに休みを取らなかったことには理由がある。アメリカでは所属している教会もないし、また外国に住んでいるため家族や親戚と集まることが距離的に無理だし、コロナ禍のため年末年始の一時帰国もかなわなかったためだ。そんなわけで、クリスマスに孤独な時間を過ごしている病院の患者たちと過ごすことを選んだのである。

権利意識の高いアメリカ人はイースター、クリスマス、サンクスギビング（感謝祭）に働くことを避ける。そのためこの時期は病院内に人けが少なくなり、寂しい思いをしている患者も少なからずいる。特にコロナ室でクリスマスを過ごさなくてはいけない人は、この上ない孤独の中にいる。私は自分が担当のコロナ患者全員を訪ねた。隔離病棟の中で誰とも会えない中、皆がこころから私を歓迎してくれた。

だが、クリスマスにこうしてコロナ室を訪ねている自分に満足しているいやらしさは、一瞬で破壊された。急にポケベルが鳴り、救急病棟に呼び出される。1人の女性がベッドの上で拘束され、叫び声を上げている。「彼女の話を聞いて落ち着かせてくれ」と看護師に言われ、私は病室に入る。「急に訪ねてごめんなさい。もしよろしければ話をさせてくれませんか?」と問いかける。「あなたは誰?」と問われ、「この病院で人々のこころのケアをするチャプレンです」と答えると、「アジア人のあなたに何がわかるの⁉　出て行って!」と怒鳴りつけられた。

どのような感情でも受け止める覚悟はあったつもりだが、いきなりアジア人ということをばかにされ、私のこころに怒りの感情が湧いた。「わかりました。気分を害してごめんなさい。帰ります」。冷静に返答したつもりだが、はらわたは煮え繰り返っていた。クリスマスになんと気分の悪い夜だろう。さっきまでコロナ病棟の患者さんたちと手を取り合い、祈っていた喜びが吹き飛ばされた気がした。

チャプレン室に帰り、なんとも言えない後味の悪い気持ちを抑えるために、コーヒーを入れパソコンのスイッチをオンにした。すると病棟の看護師からメールが来ていた。「さっきは来てくれてありがとう。気分を害されたかもしれません。実は彼女は数年前に両親を交通事故で同時に失い、そして、その年のクリスマスに夫が殺人事件に巻き込まれ殺されてしまったのです。そのトラウマと精神疾患に苦しみ、毎年クリスマスに自殺を図ってしまうのです。また何かありましたら、協力してください」。

嘘のように思うだろう。だが、はっきり言えば、実際はもっと苦しい現実がそこにはある。言葉なんて出てこない。神も仏も救いも何もない。最悪の不条理が、その人の人生に襲いかかったのだ。世界と目の前の人間、全てが信じられなくなるのは当然だ。メリークリスマス、ハッピーホリデーどころではない。彼女にとっては絶望が再生される最悪な一夜なのだ。そんなことをこれっぽっちも知らずに、この人を受け止めることができなかった自分を恥じた。

目を落とすと日本から送られてきたクリスマスカードが1枚。キリストの母マリアが行き場所がなく家畜小屋のような場所でキリストを産み、どこか悲しげに微笑んでいる絵だ。絶望に苦しむその人を受け止めきれなかった私は、この社会でキリストを無視し、キリストが生まれる場所を与えなかった一人でもあるのだ。

幸せで楽しいクリスマスなんて、最初からなかったのかもしれない。新型コロナウイルスは残酷なほどに私たちの日常を破壊する。けれども同時に、うわべだけのクリスマスをも破壊し、本当のクリスマス、悲しみに満ちた現実を浮かび上がらせているのかもしれない。メリークリスマス、ホリデーシーズン？　人生は終わらない不条理の連続。でも諦めずに、それでも今日、全然ハッピーでない世界を少しはましにできると信じ、進むのだ。

コラム

ベトナムからの元ボートピープルに救われる

コロナパンデミックのさなか、チャプレンとして働く私の生活の移動はほぼ病院と自宅のアパート間だけだ。車社会のアメリカだが、車両の購入、駐車場、保険、維持費などもろもろ計算すると、自転車を買って悪天候の日はタクシーなどを使った方がはるかに経済的だとわかった。インターネットで中古マウンテンバイクを売ってくれるバイヤーを見つけ、30キロほど離れた街のガソリンスタンドで落ち合うことになった。

やってきたのはアジア系の初老の男性だった。100ドルを支払い、買い取ったマウンテンバイクに乗って帰ろうとすると「どこまで帰るんだい?」と聞かれる。「ダウンタウンまで」と伝えると「俺の車に乗れ、送っていくよ!」とマウンテン

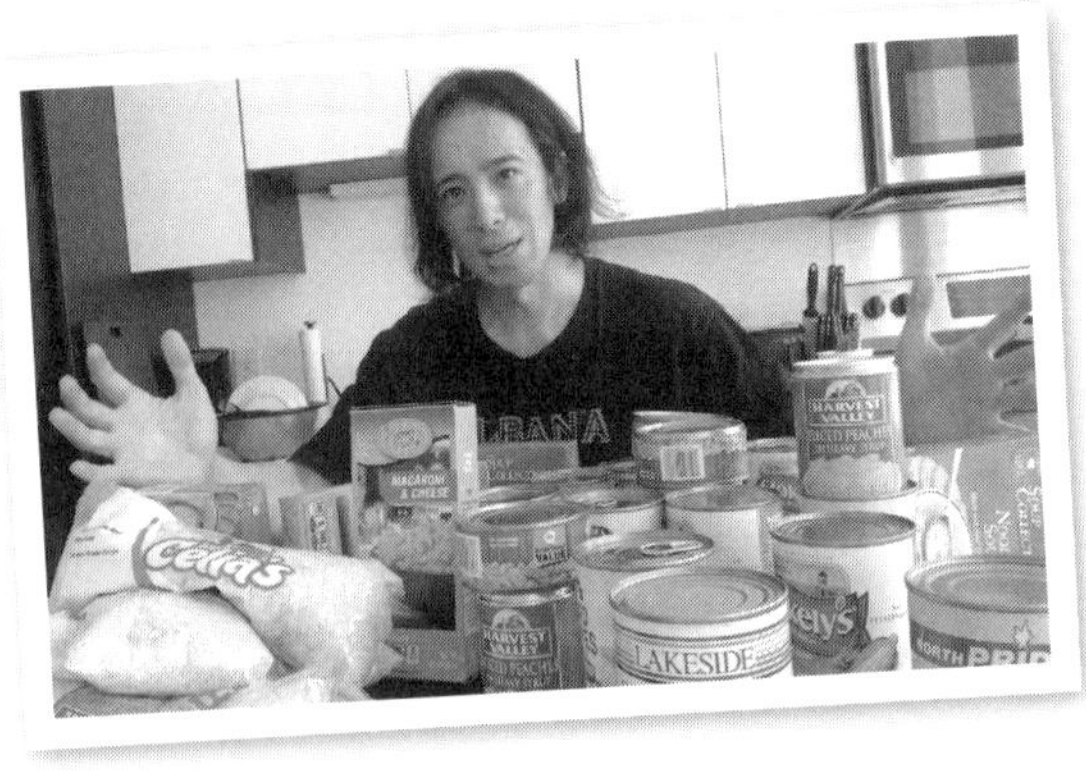

バイクをトランクに積み込み、家まで送ってくれることに。

「わたしはベトナムからのボートピープルだったんだよ。1975年にベトナム戦争から逃れて、小さな船で妻と一緒に命がけでここアメリカにたどり着いた。子どもたちがここで生まれ、1人は海兵隊、もう1人は教師をしているんだ。今は幸せだよ」と、満面の笑顔で自己紹介をしてくれた。

家に着き、自転車を降ろすと「これも持っていきな!」とスープ、缶詰、お米が入った配給食セットを手渡してくる。彼は教会でおこなっているホームレス食事支援グループのメンバーのようで、トランクにはいつも配給の食品を積んでいるとのこと。「がんばるんだぞ!」と2カ月分ほどの食料を渡してくれたのだった。命がけの難民を経験している彼は、別の意味で大変な時代にアメリカに渡ってきたアジア人の私の苦労を一瞬で感じとってくれた。

歴史の教科書でしか読んだことのなかったボートピープル。だが目の前にいた彼は負の歴史の被害者ではない。移民国家で誰よりも移住者の苦しみを知り、そんな人々に手を差し伸べる未来の作り手だった。

教理も死も越えて（その1）

その日は宿直当番として、一晩を病院で過ごすことになっていた。人の生死の時は誰にもわからない。病院聖職者、チャプレンは交代で24時間、全860床を埋める患者さんに寄り添うのだ。時期が時期だけに私はコロナ病棟に呼ばれることが多いが、その夜は突如母子病棟からポケベルで呼び出された。

急いでナースステーションに向かう。病院の敷地はだだっ広い。走っても10分はあるその途中で、さまざまな状況を想定する。母子病棟からのチャプレン要請はおおよそ死産や流産など、究極的に悲しい出来事があったときだ。他者に理解などできるはずもない悲しみを前に、私にはかける言葉も祈りも何もないのだ。恐れと緊張で波打つ胸に手を当て、ナースステーションに到着する。

すると、担当の看護師けこう言った。「今晩、2XX室のお母さんが赤ちゃんを出産します。胎児には重篤な病気があり、死産か、もし命があって生まれてきても何日生きられるかわかりません。両親は赤ちゃんが洗礼を受けることを希望しています。出産のタイミングでポケベルを鳴らしますので、洗礼を授ける準備をして待機をお願いします」。

洗礼とはキリストを信じる者の額に牧師などの聖職者が水を注ぎ、罪の赦《ゆる》しと永遠のいのちの約束を与える、キリスト教の入信儀式だ。洗礼を受けることによって、永遠のいのちを与えられ、罪が赦され、救いが得られると信じるのがクリスチャンだ。

現在のコロナパンデミックのように中世ヨーロッパで黒死病と呼ばれるペストが大流行し、人口の3分の1近くが死んだ時代があった。当時、多くの赤子が生まれてすぐに洗礼を受けた。パンデミックでいつ命を落とすかわからない中で、我が子が天国へ行けると信じることが残された救いだったのだ。

この両親も同じだ。生まれてくる我が子と一瞬で別れなくてはならない。一体、どれほどの悲しみだろうか……。だからこそ、その子の名前と洗礼は両親が用意してあげられる最初で最後、そして最高の贈り物なのだ。本来、私の所属しているルター派教会では死者に洗礼を授けることはしない。洗礼はあくまでも生きている者のためにおこなうものである。だが、この母子病棟ではこのような状況でこそ、逆に洗礼式をおこなっている。極限の苦しみと悲しみの中にある母親に対して「この子は神の国に行ったのだ。そして、いつか神の国でこの子と会える」と宣言する。洗礼は最後の希望であるからだ。

とはいえ、これまで15年牧師をしてきたが、死者に洗礼を授けたことはないし、このような場面に立ち会ったこともない。しかし、この現実を前に「教理的にできません……」と言えるだろうか。それは「規則だから、できません」と言うことと同じだ。また、「過去にやったことがありません……」、そのような言葉も到底口にすることはできなかった。「I got it.（了解しました）」と看護師に返事をし、待機のため病棟を後にする。教理や慣習に反するためらい、不安がこころの中に渦巻き、なんとも居心地の悪い、不安な気分になってくる。歩くたびにカツッカツッと冷たく音を立てる廊下を進んでいると、聖書の言葉が自分の中に響いてくる。

「私はこう確信しています。死も、いのちも、御使いも、権威ある者も、今あるものも、後に来るものも、力ある者も、高さも、深さも、そのほかのどんな被造物も、私たちの主キリスト・イエスにある神の愛から、私たちを引き離すことはできません」（『聖書　新改訳』ローマ人への手紙8章38～39節)。

私は何を恐れているのか。キリスト教会の教理か、批判か。私は自分が人生をささげている宗教の教理を曲げられるか。いや、教理を曲げるのが怖いのではなく、それを後になって知った教会関係者からいろいろと批判を浴びせられるのが怖いのではないか。

しかし、聖書は語っている。どのような力、たとえそれが死だとしても、私たちをキリストから引き離すことはできない、と。そうだ、神がつくったその母子の魂に集中するのだ。そのために私はコロナパンデミックの中、世界一リスクのあるアメリカの病院にやって来たのではないか！　そう私は自分に言い聞かせた。病院聖職者のチャプレンとは、過去と未来、生と死のど真ん中に立ち、正解のない答えを必死に探すのだ。

教理も死も越えて（その2）

「間もなく、死産で生まれてくるかもしれない赤ちゃんがいます。洗礼を受けさせたいと両親が望んでいるので、よろしくお願いします」。そんな重大な依頼を受け、私は待機のため病院の宿直室で夜を明かしていた。

教理に背くか否かの葛藤の末、母親と生まれてくる子どもの魂に集中しようと決めたものの、やはり不安で眠れない。すると突然、ポケベルが鳴った。夜中の病院で準備した洗礼用の水を携え、急いで母子病棟に走っていく。そして、重苦しい気持ちで扉の前に立つ。すでに息を引き取っているか瀕死の状態の赤子、そして極限の悲しみの中にいる母と父がそこにいるのだ。そこで、洗礼だとか永遠のいのちだとか、宗教儀式や言葉が慰めになるのだろうか……。

だが、扉を開けるとそこには小さな微笑みがあった。赤子は生きているのだ！　母親の腕の中で。そして、その2人を抱きしめる父親。おじいさん、おばあさんも新しい家族を穏やかな笑顔で見守っている。なぜか機材をそろえたプロのカメラマンもいて、シャッターを切っている。

「チャプレン、この子の名前はクリストファーです。洗礼をお願いします。ドクターによると、数時間しか生きられないとのことです……。コロナ禍の中で立ち入りはできない規則ですが、特別に許可をもらい、私の両親もこの子に会いに来ることができました。時間がありません。洗礼を授けてくださるようお願いいたします」。父親は祈るように私に懇願する。

私は大きな声で祈った。「神よ、今日この日に、この新しい家族の真ん中に大切な子どもクリストファーを与えてくださったことを感謝いたします。けれども神よ！　クリストファーは重篤な病のために、もう長く生きることができません！　神よ！　けれどもあなたがいのちをつくったのであれば、死もあなたがつくったもの。生も死も全てあなたのもの、そして生と死をはるかに越えた大きないのちの力でクリストファーをお守りください！　私は、この永遠のいのちの証しである洗礼をクリストファーに授けます。父と子と聖霊の御名《みな》によって。アーメン」。

小さなクリストファーの額に、私は水滴を3回垂らし、洗礼を施した。家族全員が泣いていた。私も泣いていた。でも、皆、少しだけ微笑んでもいた。そして、私のこころを支配していた迷いや不安は、不思議と消えていた。「安心してください。クリストファーは永遠のいのちの祝福を受けた子です。あとは家族の大切な時間です。私は戻ります」。私は家族にそう言って、部屋を出た。

クリストファーはその1時間後に息を引き取った。2時間だけの人生、でも両親は彼に名前を付け、おじいさんとおばあさんは一生分の言葉をかけ、家族写真も撮った。洗礼も受けた。全てが120分の中で起きた。私はこれほどまでいのちが濃密に詰まった時間を経験したことがなかった。

私たちの社会、そして宗教者たちも生と死について語り合うことを恐れ、いのちの本当の意味について学んでこなかったのではないだろうか。死を遠い未来に先延ばしにして健康長寿であることが良き人生の目標であるかのようにしてしまった。だが、現実はそうではない。特に病院といういのちの現場では毎日のように幼い子どもたちが亡くなっている。

毎日死産や流産により、たくさんの家族が壮絶な悲しみの中にいる。その現実に目を伏せ、ただ「かわいそう」という言葉で片付けてはならない。100歳の人生が大往生、50歳の中高年の死が早すぎる、20代の死がまだ未来があった、7歳の子どもたちの死がかわいそう、なのではない。

そうではなくて、全ての生がはじめから死と隣り合わせにあるのだ。その死は前触れなくいきなり訪れることもある。しかしそれは不幸ではなくて生の現実であり、死とともにある生を生きることを「いのち」と私は呼ぶ。そして、神がいのちをそのようにつくったのだと私は信じている。しかし、私たちの世界は不平等でたくさんのいのちが不条理や理不尽の中で傷つき叫び声を上げている。

全てのいのちが悲しくはかない。けれども全てのいのちに必ず喜びの瞬間があるはずだ。だからチャプレンはその時間の中に飛び込んでいくのだ。100年、50年、20年、数年という年月の中に、そして2時間の中、たとえゼロ秒だとしてもいのちの中に飛び込んでいくのだ。時間も教理も死をも越えて飛び込んでいくのだ。そして悲しみの泥沼に手を突っ込んで、それでもいのちの喜びを探しにいくのがチャプレンの使命だと私は思っている。

ネイティブアメリカンの怒り

私がチャプレンとして担当している精神科病棟には有色人種の患者が多い。端的に言えば、移民であることや人種差別などで苦しい生活環境に置かれ、精神を病んでしまう人が多いからである。精神科病棟にはアメリカ社会の問題が凝縮されているとも言える。

この日、ロビーでネイティブアメリカンの患者ブルがテレビを見ている前を韓国系アメリカ人患者のトムが横切った。その途端、ブルがトムに向かって「邪魔なんだよ！　アジア野郎！」と怒鳴ったのだ。するとトムが「ふざけるなクソ野郎！」と怒鳴り返し、2人は取っ組み合いになった。すぐさま警備員3名が駆けつけ、先に暴言を吐いたブルを拘束して鍵付きの個室に軟禁した。ブルは何度も病棟内で暴力沙汰を起こしていたし、今回も人種差別発言でトムの感情を逆なでし、罰せられたのだった。

40代のブルには精神疾患があり、両親の保護のもとで暮らしていたが、高校を中退し、仕事にもありつけていなかった。ネイティブアメリカンということで幼少から差別され、いじめられ、精神を病んでしまい、社会に自分の居場所を持てずにいた。そんなブルは近所や路上で暴力事件を頻繁に起こし、刑務所と病院との間を行ったり来たりしているのであった。

アメリカの精神科病棟では、暴力沙汰でけが人が出ることも珍しくはない。ブルは間違いなく、私が見てきた患者の中で一番荒れた人物だった。当然、周りの患者も病院職員もブルを避けていた。そして、そのことがブルの孤独を一層深めていた。体が大きく、アジア人差別をするブルを私も避けた。近くにブルが来ると、殴られるのではないかと身構えてしまうなど恐怖も感じていた。

そんなある日、精神科病棟に新しく入院してきた患者さんから「チャプレン、聖書が読みたい」とリクエストされ、聖書を手渡していたときのことであった。それを見ていたブルが私に叫んだ。「俺はセージが欲しい！」セージとはハーブの一種で、それを煙でいぶしてネイティブアメリカンの人々は病になった体や空間を清めるのだ。

ここアメリカの大病院では、ネイティブアメリカンがセージを使うことを彼らの魂のケアとして認めている。だが煙が出るため、病棟全体の火災報知器を一旦停止しなければならない。そしてそれを主導するのはチャプレンだ。「わかりました。この病棟の責任者にあなたにセージが必要な旨を伝えます。火災報知器の準備などのため、1週間くらい時間がかかるので待ってください」と伝えるが、ブルは激高した。「ふざけるな！　刑務所ではいつだってセージをたけた。この病院は刑務所以下かよ！　何がチャプレンだ、おまえも刑務所に入って勉強してこい！」と罵倒された。

自分の中に悔しさ、怒り、悲しみの感情が入り混じって渦巻いたが、それらは胸の奥にしまい込んで、私は病棟責任者にブルのためにセージをたくので火災報知器を切る申請をしてほしいと依頼した。数日後、私は精神科病棟に足を運び、その申請が通ったか確かめた。だが、なんと申請はされていなかった。アメリカでは、特に事務作業が不正確かつ遅い。ここ病院も例外ではない……。

ブルに会いたくない。病棟を後にしようと思ったそのとき、なんとブルがこちらにやって来て「セージはどうなった？」と聞いてきた。「ごめんなさい。病院側に申請したのですが、まだ許可が出ていません」。そう答えるとブルは「火を付けないから、セージを持って来てくれ。俺は今日、退院なんだ。家でいぶして自分で身を清めるよ」。

私は急いでチャプレン室からセージを持ってきてブルに手渡した。「ありがとう、チャプレン……」。ブルは大きな体で私をハグし、そう伝えてきた。恐怖心に目をふさがれ、ブルの純粋な一面を見ていなかった自分を恥じながら私は握手を交わし「あなたにゴッドブレスを」と伝えた。ブルの涙、そして握りしめた手のひらから声が聞こえてきた気がした。「みんなごめん。俺は寂しかったんだ、苦しかったんだ」。

それはブルを通して私に届いたネイティブアメリカンたちの魂の叫びだったように思う。約500年前、白人たちが入植。親切にしていた彼らに裏切られ、土地を奪われ、1千万人近い仲間が殺されていった歴史がある。そしてネイティブアメリカンたちは、白人がアメリカに持ち込んだ疫病の犠牲になっていったのだ。

原住民だったのに気が付けばマイノリティーになり、差別されて行き場所もなく、宗教儀式さえ簡単には許されない。「こんな私たちを忘れないで！」ネイティブアメリカンの叫びを我々は無視してはならない。ブルを通し、私は初めてチャプレンとしてアメリカ大陸に立たされていることを感じたのだった。

コラム

ブラックライブズマター

ブラックライブズマター（ＢＬＭ）の暴動で破壊され尽くした街を、私は看護師の友人アンソニーと走り抜けていた。アンソニーは黒人だが、突如パンクロックの一節を歌いだした。「♪自分は人種差別をしないと言っている者こそ差別主義者だ〜♪」

２０２０年５月25日、黒人市民ジョージ・フロイド氏が20ドルの偽札を使った疑いから、白人警察官に拘束され８分46秒もの間、首を膝で圧迫され「息ができない！　助けてママ！」と叫び、死亡した。この事件が契機となって全米に広がった抗議運動が「ＢＬＭ」（黒人のいのちは大切だ）である。私が働く病院は、その現場のすぐ裏にある。ＢＬＭデモにより病院近辺の警察署は焼かれ、銀行や商店な

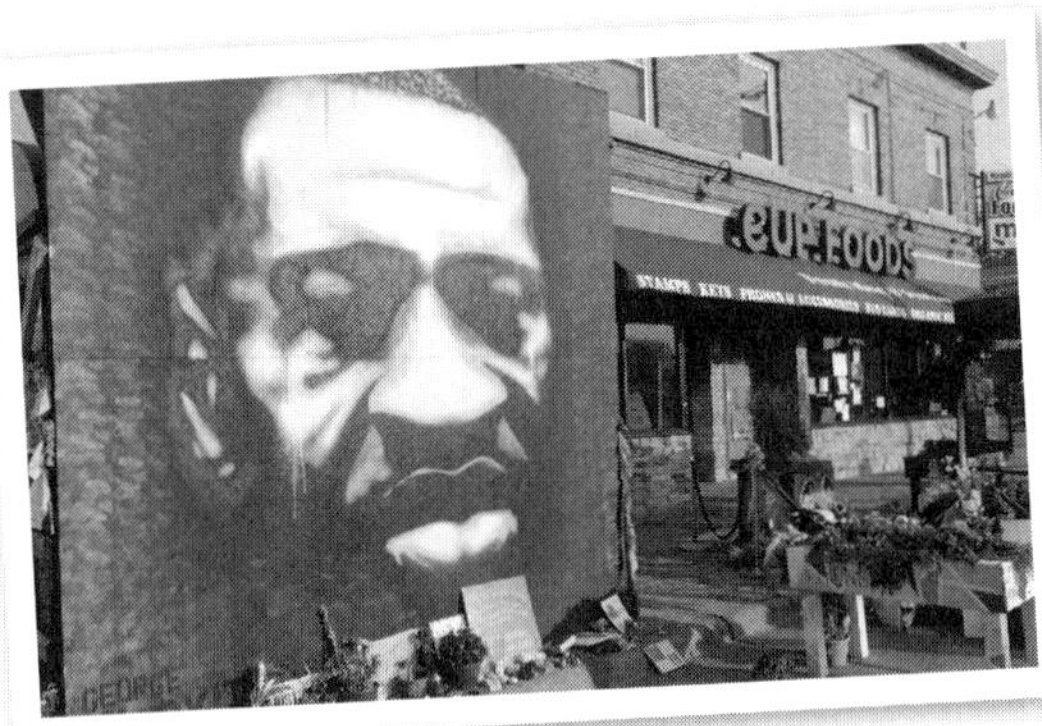

ど1500近いビジネススポットが破壊された。瓦礫《がれき》の山を前にこれは現代の戦争、アメリカの分断という内戦の現場だと知らされる。

しかし、この内戦を前に多くの人々はただの傍観者なのだ。SNSなどで「差別反対！」「全てのいのちが平等！」とか表明する人は万といるが、行動に移す人はどれだけいるか。行動が全てだよ、とアンソニーは教えてくれた。

病院内でも上層部の大多数は白人アメリカ人で、肉体労働、過酷な仕事はほぼ有色人種が担っている。警察も宗教施設もいまだに差別を黙認、助長している主体なのだ。そこで思考停止していた私も差別主義者だ。私も院内でスタッフ、患者問わず、人種によって無意識に態度を変えている事実に気づく。

400年以上も、いやもっと前から続いてきた差別の歴史のサイクルから抜け出す1ミリ、1秒の行動。人種によって絶対に態度を変えない。差別されている人種の人々には積極的にあいさつをし、関係を作っていく。こんなことしかできないが、それでもやり続ける。「♪自分は人種差別をしないと言っている私こそ差別主義者だ〜♪」と歌いながら。

人工呼吸器を外すので立ち会ってください

ポケベルが鳴った。その画面には「H60XX室、患者の人工呼吸器を外すので立ち会ってください」と書いてある。急いで病棟に走っていき、集中治療室に着いた。ガラス越しに中を見ると、生命維持装置のたくさんのチューブにつながれた少年が寝かされ、彼を囲む家族が泣き叫んでいる。

看護師が私を呼んで耳打ちする。「オーバードーズ（薬や麻薬を過剰摂取すること）です。彼は隣のウィスコンシン州で路上で友人とドラッグをやっていて、心停止になり、今日ヘリコプターで運ばれてきました。もう助かる見込みはなく、今から人工呼吸器を外しますので、家族のケアをよろしくお願いします」。アメリカの医療現場では助かる見込みがないとわかった時点で、本人の事前の決断、または家族の決断で人工呼吸器を外すことが多い。このようないのちの現場に立ち会い、看取り、残された家族もケアすることは、チャプレンの重要な任務だ。

これは私にとってアメリカに来て最初に任された死の看取りだった。こんな極限の状況で、私に何ができるのか？　足がガクガクと震え、脂汗がどっとにじんでくる。だが、待ったなしだ。この瞬間のために私はチャプレンになったのだ。絶望の中にいる人々を支えたくてパンデミックの中、日本からアメリカまでやって来たのだ。

思い切って病室に飛び込む。「チャプレンです。本当に本当に苦しい決断をされたと思います。けれども今は息子さんと過ごす最後のとっても大切な時です。彼にはまだ聞く力が残っています。お別れの言葉をかけてあげてください」と伝える。誰かがこう導かなければ、混乱し悲しみにあふれる病室は絶望の場で終わってしまう。

「私たちの息子として生まれてきてくれてありがとう……。こころから愛しているよ」

「何でこんなに急なの？　今朝まで一緒にご飯を食べてたじゃない！　あなたがいなくなってしまうなんて信じられない……。ずっとあなたのことを愛しているよ……」。家族はそれぞれに最後の言葉をかける。

「それでは皆でベッドを囲んでください。聖書を読みます。詩編23編『主は羊飼い、わたしには何も欠けることがない。主はわたしを青草の原に休ませ　憩いの水のほとりに伴い　魂を生き返らせてくださる……』」。だがここまで朗読したところで、とんでもないことが起きた。極度の緊張と慣れない英語での聖書朗読のため、急に自分がどこを読んでいるかわからなくなってしまったのだ。

慌てふためいていると、なんと家族全員がその続きを口に出して唱えている。絶望の中でこそ、神は私たちを導いてくれることを伝える聖書で最も有名な一節をこの家族は暗記していたのだ。そして私は家族たちと再び声を合わせた。「主は御名《みな》にふさわしく　わたしを正しい道に導かれる。死の陰の谷を行くときも　わたしは災いを恐れない。あなたがわたしと共にいてくださる……」。

そして皆で手をつないでもらい、私は祈った。おぼつかない英語、震える唇で祈りを絞り出した。「神よ、私たちは今、この愛する者の人生の最後の時にここにおります。なぜ、彼が突然こんなにも早くこの世を去らなくてはいけないのか私たちにはわかりません。けれども神よ、あなたは彼を私たちの元から奪い取ったのではなく、彼を愛し、その腕で抱きしめて神の家に迎え入れてくださるということを私たちに信じさせてください」。

そう祈り、皆で彼を抱きしめ手を握り「愛しているよ」「愛しているよ」と何度も語りかける。そして人工呼吸器のスイッチが切られた。「スー、スー、スー」どんどん小さくなる呼吸、家族のおえつが止まらない。やがて彼の最後の呼吸が止まった。私は父親、母親、きょうだい一人ひとりと抱き合い、一緒に泣いた。

この上ない悲しみの瞬間、だがそこには家族のつながれた手と手で編んだいのちの揺りかごができていた。どうしようもないほどの絶望なのに、同時にそこに言葉にはならない温かさがあるのだ。生まれてきた日に皆に抱き上げられ祝福されたのと同じように、そのいのちの最後の瞬間も皆でそのいのちを抱きしめ祝福されるのであれば、死はただの絶望ではなく、いのちが完結する瞬間になるのではないだろうか。そう私は信じたい。

いのちのビザをください

「あなたは神の使者でしょ？　あなたが神を信じなくて誰が神を信じるの？　何も恐れてはならないわ！」これは、私がアメリカの病院で働く中で、いちばん苦しいときに語られた天使の一言だった。その天使は精神科病棟の小さな隔離室の中にいた。アフリカのソマリアからの元難民だった。たぶん、いや間違いなく、彼女のこの一言がなければ私はチャプレンを続けることができなかった。

世界最大のコロナ感染国アメリカの病院で、毎日チャプレンとしてコロナ病棟を中心に働き、患者を看取り続けるのは極めて大きなストレスであった。そんな私にさらに大きな試練が重なった。それはビザ更新の問題であった。今働いている病院は研修を含めた1年間の契約であり、次の働き場所を自分で探さなければならない。しかし、金と能力とコネクションと運の全てがそろっていなければ、アメリカのビザは取れない。「外国人チャプレンである私を雇ってくれないか?」と全米の病院や福祉施設、刑務所50カ所近くに履歴書を送ったが、コロナショックの中で外国人を雇うところはなく、答えは全て「No(お断り)」だった。私はうつ状態になった。

ある日病院のトイレに入った瞬間、涙があふれて止まらなくなった。「私はどこからも必要とされていないんだ……」。初めての海外生活、しかも毎日のコロナ病棟勤務、そして将来の展望が見えない中で精神状態は限界に達していた。そんなとき、精神科病棟からポケベルが鳴った。「患者が錯乱してチャプレンと会いたいと言っています。来てください」という依頼だった。急いで病棟に行くと、暴れる患者を大柄なガードマンが3人がかりで独房のような鍵付きの部屋に隔離しようとしていた。閉じ込められた患者は、その部屋の壁をたたきながら何かを叫んでいた。

担当看護師によると、ソマリアからの難民の彼女は内戦で家族が目の前で殺され、トラウマを抱えながらアメリカに渡ってきた。やがて精神の病を発症して、ホームレス状態になっていたという。そして路上で通行人を襲い、強制入院となったと。彼女はクリスチャンではなく、私と違う信仰を持っていることがわかった。

日本人牧師の私に何ができるのかと不安になりながら、殴られるかもしれないと覚悟しつつ部屋に入る。背後にはガードマンが控えているが、それでも怖い。だが彼女は私を見て言った。「あなたはどこの国から来たの？　何の宗教を教えているの？」「日本から来た、キリスト教のチャプレンです」と答えると「この国で大変なことがたくさんあるでしょう？　今苦しんでいることは何？」と聞いてくる。

目の前の人の苦しみに耳を傾けるのが私の務めだ。だが不思議と、極限状況では立場は時に逆転する。私は彼女に悩みを打ち明けた。「コロナパンデミックの中、なんとかアメリカに渡ってきたけれど、ビザの関係で1年ちょっとしかここにいられそうになくて、そのことで毎日思い悩んでいました」と。すると彼女は言った。「神の使者であるあなたが神を信じなくてどうするの！　大丈夫、ビザは私が出してあげるから」。

思いがけない言葉に不覚にも涙が出てきた。毎日各所から「No（ダメ）」を突きつけられていた日々、自分に「Yes（いいよ）」と言ってくれたのは彼女だけだったのだ。彼女に「マスクを外して」と言われ、私は涙顔をごまかそうと強がりのジョークを言った。「僕、ハンサムでしょ？」すると、すかさず言い返された。「違う！　誰もが神につくられた美しい存在なのよ。あなたがそれをこの病院にいる皆に伝えないと。ビザは私が用意しておくから」。

かくして私は彼女に隔離室から送り出された。看護師もガードマンも彼女の変化に驚きつつも「チャプレン、ありがとう」と言った。だが私は「何もしていないよ」と答えるしかなかった。弱っていた日本人チャプレンがもっと大きな苦しみを背負う患者の前に自らの弱さをさらけ出しただけだ。

対人援助の世界では「魂のケア」「寄り添い」「スピリチュアルペイン」などの専門用語がある。だが全てどこか上から目線の言葉だ。魂はどちらか一方がケアするものではない。魂とは共鳴するものだ。弱さと弱さが共鳴するのだ。そこに人種や宗教の違い、性差などの壁はない。少なくともこの日の私たちはそうだった。

私にはビザを取るための金、能力、コネクション、運が十分になかった。でもその後、ビザが取得できそうな状況になってきた。理由はひとつ、あの日精神科病棟で出会った天使が私に「ビザ」をちゃんと贈り届けてくれたからだ。

ダブルバーガーを持ってこい！

「こんなまずいマカロニチーズ、犬でも食わねえよ！　ハンバーガー持ってこい！」病室から患者の叫び声が聞こえる。配膳スタッフがマカロニチーズを下げて新たにハンバーガープレートを病室に届ける。するとまたしても病室から叫び声が。「ばかやろう！　こんなのバーガーじゃねえ！　肉は2枚でベーコンも入れてこい！」さすがに配膳スタッフも「ここはマクドナルドじゃないのよ！　病院よ！」と叫び返し、バーガーを置いて退出してきた。ちょっとコミカルなやりとりに思わず笑いそうになる。

けれども数分後、今度は看護師が大粒の涙をボロボロこぼしながら同じ患者の部屋から出てくる。何でも患者は心臓手術のため刑務所から移送されて入院している受刑者で、かなりの荒くれ者らしい。点滴を換えにいった看護師に暴言を吐き、尿の入っているタンクをぶちまけようとしたそうだ。さすがにここまでくると、警察を呼ばなければならないレベル。だが、その必要はない。州の決まりにより、入院する受刑者には警官が2人24時間体制で監視に当たっているからだ。

だが警官たちはイヤホンをしてiPad《アイパッド》でドラマを見たりゲームをしていたりして、受刑者の言動に対して何もしないのだという。ここアメリカでも警察官たちは身体への直接の暴力が起きない限り動かないのか、患者もそのギリギリのラインを攻めているのか……。とにかくこの受刑者に病棟は振り回されていた。ケアマネジャーが正式に刑務所を訴え、受刑者を追い出そうかと相談をしはじめた。

嫌な予感がして私はパソコンを閉じ、ナースステーションからそろりと立ち去ろうとした。すると「あ、チャプレン！　ちょっといいかしら」とケアマネジャーから声をかけられた。看取りや余命宣告のときにチャプレンは真っ先に呼ばれるが、どうしようもないケースを最後に丸投げされることもあるのだ。「わかってますよ、行けばいいんですね」と私は言いながら、バクバク鳴る心臓に手を当てて病室に入っていく。

病室にいる大柄な警察官2人が目に入ったが、どちらもiPadの画面に目を落としたままだ。そして彼らと同じくらい大柄の、しかも両腕にドクロやピストルのいかつい刺青ががっちり入った患者がベッドの上に寝ている。狭い部屋に大男が3人、ここはプロレスのリングかと思わされるほど。そしてそこに4人目のやせ型のチャプレンがリングイン。患者はこちらをにらみつけて「なんだ、アジア人のチャプレンが俺にざんげでもさせようってのか？　帰りやがれ！」と吐き捨てた。

病院の規定により人種差別発言した者は誰であれ、訴えることができる。けれども時にマニュアルを越えて患者の魂に向き合うのがチャプレンだ。「わかりました、帰ります。でもあなたのそのドクロの刺青、すごくかっこいいと思いますよ！」と笑顔で言って私は病室を出た。

実際、私のはらわたは煮えくりかえっていた。人種差別されること以上に不愉快なことはない。怒りをなだめつつチャプレン室に戻ると、ポケベルが鳴った。「病室に戻ってきてください。さっきの患者が会いたがっています」と。「何を今さら」と思いつつも病室に戻る。すると彼は言った。「チャプレン、すまねえが聖書のヨハネ福音書3章16節を読んでくれないか？　昔じいちゃんと教会に通っててさ、じいちゃんの好きな箇所なんだ」。私は朗読した。「神は、その独り子をお与えになったほどに、世を愛された。独り子を信じる者が一人も滅びないで、永遠の命を得るためである」。

なんと彼は手を組み、祈りの姿勢でぎゅっと目をつむっていた。まるでおじいちゃんの横で祈る子どものように。そして、涙を流していた。家庭の不和からおじいちゃんだけが彼に愛情を注いでくれていたのかもしれない。そんなことを勝手に想像している私にまた怒声が飛んだ。「もう帰ってくれ!」。

わずかに開いたこころの扉に私は手をかけて言った。「あなたの話を聞かせてくれませんか?」「ふざけるな! 哀れんで俺のために祈ろうとしているんだろう? 俺は地獄に落ちるんだよ!」と叫ぶ彼に私は返した。「そうかもしれませんね……。でもたぶん私も地獄に落ちるんで、そこで会いましょう。またいつでも呼んでくださいね!」きょとんとした彼はもう何も言い返してこなかった。

警官が私の肩をたたいた。「グッドジョブ!」と。

コラム

アメリカンスーパーマーケットの横綱

アメリカ社会で職を探すとき、また自分のポジションを見つけようとするとき、必ず聞かれることがある。次の2つだ。「あなたには何ができますか?」「あなたのセールスポイントは何ですか?」　アメリカは主張した者勝ちだ。逆を言えば、主張しなければ生き残れない。

ある日スーパーマーケットに行くと、デコポンが山積みされていて、なんとその上に相撲の力士の大きな人形が飾られている。どこからどう見ても、かつて私が住んでいた熊本が産地のデコポンだが、商品説明欄には驚くべきネーミングが記されている。「スモウマンダリンオレンジ」と!　なるほど大きな果実、先端の出っ張りが力士の頭、マゲに見

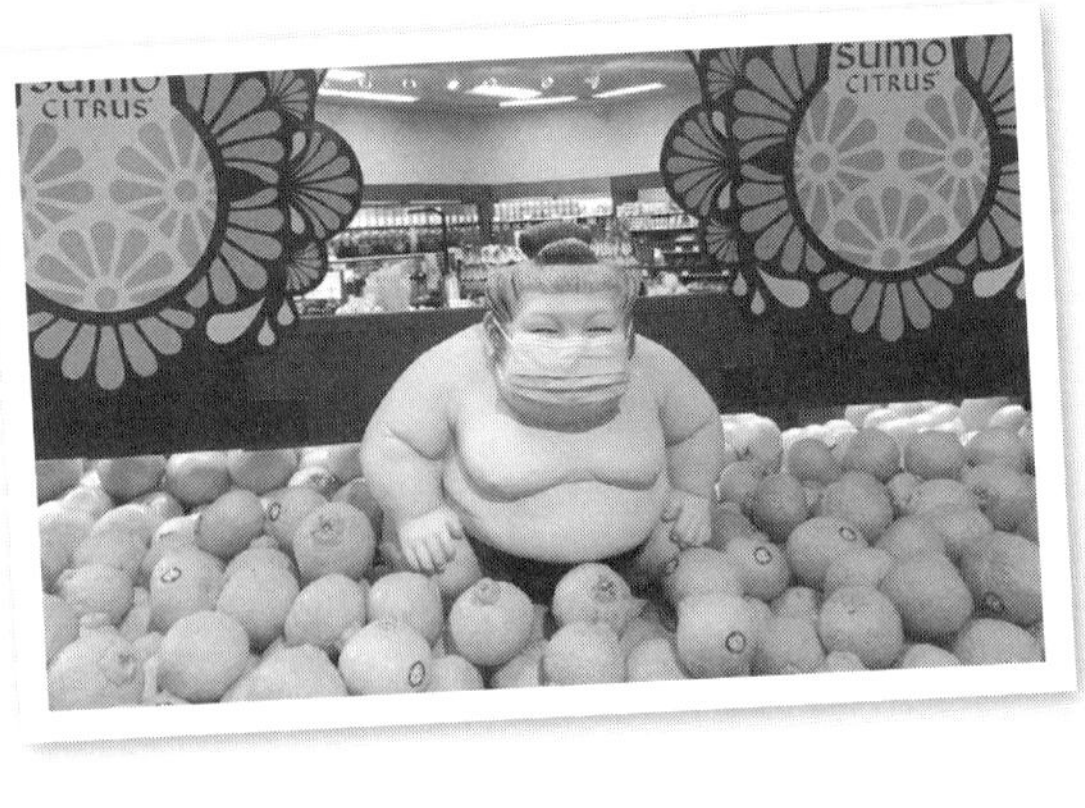

えるからであろう。思わず近づいて、試食をしてみる。味は完全にデコポンである。相撲とはまったく関係ない。だがこの形にスモウマンダリンオレンジのネーミングを掛け合わせることによって、お客に強烈なインパクトを与えているのだ。

極めつけはスーパーの寿司コーナーにあった。新商品のチートス寿司である。日本でもはやったチーズ味のオレンジ色のスナック菓子チートスがパウダー状に砕かれて巻き寿司のノリ代わりになっている。その上にオレンジ色のチートスチーズソースがドバッとかけられているのである。新し物好きの私もさすがに「これは寿司じゃない」と感じた。だが「今日、食べなければ一生食べられないのではないか？」と思い、購入。家でそのチートス寿司を頬張ると……。「うまい！」私は声を上げてしまった。

確かにこれは寿司ではないだろう。だが間違いなく、世界の人々に挑戦するSushiだ。私は自分に言い聞かせた。世界と勝負するのだ。前例や常識を全て疑って、失敗を恐れずに戦え！　私は横綱ジャパニーズチャプレンなのだから。

不倫に出す処方箋はなし

「あなたは神と私、そして家族の前で愛を誓っておいて、陰で他の女と関係を持ってたなんて最低よ！　こうやって死にそうになってまで隠し通そうとして、それで天国に行けると思ってるの?!」40代くらいと思われる女性が、ベッドの上の夫に叫んでいる。脳梗塞で倒れ、気管切開のため声が出なくなっている夫は目を釣り上げ口をパクパク動かし、必死に何か反論している。どうも、この期に及んで夫の不倫が発覚したらしい。夫婦の泥沼に足を突っ込みたくはない。だがこの夫は意識があるものの油断できない状況にあり、この場を見過ごすことはできなかった。

医師や看護師が最善を尽くしてなんとか一命を取り留めるところまではきた。だが、不倫問題に処方する薬はこの世に存在しない。困り果てた看護師が夫に「チャプレン呼びましょうか?」と助け舟を出し、私が呼ばれたのだ。いのちの最期、看取りについてはトレーニングを重ね、経験もある。だが不倫、しかも入院中に発覚した不倫問題の対処法などを知るすべもない。

それでも行くしかない。意を決して病室に飛び込むと、いきなり雷が落ちた。「何よ、こんな土壇場でチャプレンなんて呼んで！　ここでざんげして反省したふりしたって、神がゆるしても私はゆるさないわ！」やばい……その通りだ。神はいかなる罪人もゆるす。だが、現実はそう簡単にはいかない。

「もし私でよろしければ、話を聞かせてくださいませんか？」と私が口をはさむと、妻はせきを切ったかのように話し始めた。夫はエンジニアの会社で働いていたが、数年前に職場の同僚と不倫し、その関係が続いていた。

だが突如、脳梗塞で身体が麻痺。慌てて自分の弟に連絡し、不倫相手とやりとりしていたSNSのメッセージの記録を削除するよう頼んだのだった。事実を知った弟は迷いに迷い、妻に真実を告げたのである。

だが夫は反省の素振りを見せず、目を見開き声なき声で怒りを表す。妻がその口の動きを読み、夫の主張を声にする。「え、おまえが生活の中心を仕事にして家庭を顧みなかったから」。「は?! 何言ってるの? あなたと私の労働時間は同じでしょう! しかも、あなたが車を次々に買い替え改造して毎月湯水のようにお金を使うから、どんどん請求が来て……。3人の娘たちの学費、家のローン、保険、私が働かなかったら破産してたのよ!」

するとと夫はまたも反論。「俺は過去のトラウマに苦しみ続けて生きてきたんだ。車は俺の癒やしだったんだ」。妻が唇を読み、返事をする。「わかってるわよ! あなたがお父さんから虐待を受け続けてトラウマを負って、その苦しみから逃れるために車を何台も買ってストレス発散してきたことを。だから何度も私が一緒にセラピストのところに通おうと言ってきたじゃない! なのに大丈夫だからって拒み続けて、挙句もう取り返しのつかないところまで来てしまったのよ!」

本当ならば妻はその辺りの物を投げつけて怒りを爆発させたいところだろう。だが死の危機にあり、声が出ない夫をこれ以上は追い詰めないようにと、なんとか堪えている。夫は黙り込んでしまい、沈黙が訪れた。

私は夫に声をかけた。「今のおふたりの会話をお聞きして、彼女はこんな状況でもなんとかあなたを守ろうとしているのだと感じました。こうやって人生の一番つらいときに、それでもあなたを諦めていない。彼女はあなたにとってかけがえのない妻だと思います。そしてあなたも彼女にとってかけがえのない夫です。わたしは聖職者としてゆるしを与えることもできますが、神が与えようとしているのはゆるしではなくて、ここから2人でまた生きていくチャンスではないかと思うのです。だから言い訳ではなく、苦しい思いの全てを彼女に伝えてください」。

すると怒りを抑えていた妻が何かがあふれたかのように声を出して泣き始めた。夫はベッドの上から必死に両腕を伸ばし、妻を抱きしめた。美しくも見えたが、そこにはまたもろさも見えた。これからも同じことを繰り返すのだろうと感じた。

私は部屋を出た。ここからは家族の時間だ。しかし、これは他人事ではない。人はきれいになど生きられないし、美しい最期など本当はないのかもしれない。誰もが必死に、弱く汚れた自分を最期まで隠し通そうとしているのかもしれない。人間の本当の姿を見た気がした。あなたはどうだろうか。あなたは人生の最期をこころに曇りなく、隠し事などなく迎えられるだろうか。

わたしは　はんぶん　にほんじん

2021年4月、米国に滞在している日本人に向けて日本領事館から一斉メールが送られてきた。内容は「アメリカ国内にてアジア人をターゲットにした暴力事件が多発しています。外出するときには十分に注意して、特にマスクとサングラスなどをしてアジア人だとわからないようにしてください」というものだった。

なんとも言えない通達だ。まず第一にサングラス、マスクでアジア人であることを隠すことなどできはしない。そして何ゆえ、日本人として生きているだけで、そのアイデンティティーを隠して生きていかなくてはいけないのであろうか。顔を隠せというのは、その社会に安心して存在できないということだ。

俗に言われるアジアンヘイトは、コロナウイルス対応を侮ったトランプ前アメリカ大統領が批判の矛先をかわすために「チャイニーズウイルス」という言葉を使ったことにより巻き起こった。ニューヨーク、シカゴ、ワシントンの都市部などではアジア人が道を歩いているだけでいきなり暴行にあったり、スーパーで買い物をしているだけで「国に帰れ！」「おまえたちがアメリカをめちゃくちゃにしたんだ！」と暴言を浴びせられる。そんなことが毎日のように起きていた。

もとから存在していたアジア人差別、そして暴力事件は前年の約1・5倍の件数に膨れ上がり、3月にはアトランタのアジアンマッサージ店にて銃撃事件が起き、アジア人女性6名を含む8名が死亡する事件が起きてしまった。

日本領事館から「アジア人の顔を隠して！」という通達が来るのも致し方ないのか。格差によって貧困に固定されていた人々がコロナパンデミックにより失業したり、さらに貧しくなったりして、その矛先がアジア人に向いているのだ。

だがそのような社会構造とはいえ、なぜ何の罪も犯していないアジア人が顔を隠して生きなければならないのか。病院内でネイティブアメリカン、白人、黒人、ヒスパニック、アジア人と人種にかかわりなく、こころのケアをしているチャプレンである私。何ゆえ、病院に出勤するのに顔を隠さなくてはならないのだ。私は決めた。堂々としようと。私は日本からアメリカにいる人々をケアしに来たインターナショナルチャプレンだ。私は病棟を回りはじめた。

程なく、私はある少年のケアを任された。病室のドアを開けると、そこには10代の少年がうつろな目で天井を見つめていた。カルテを見ると舌がんのために舌を切除、話すことができなくなってしまい、かつがんは複数の部位に転移している。声だけでなく人生そのものを奪い取られたような喪失感に打ちひしがれているのだ。

「こんにちは……」。声をかけるも、彼は小さなホワイトボードに「声が出ないの。疲れています」と書き殴った。その通りだ。人となんか話したくない。どんな慰めの言葉も今の彼には無意味なのだろう。私は立ち去ることにした。

でも一言だけ「私は日本から来た牧師です。必要なときは呼んでください」と伝えた。するとうつろだった彼の目がハッと2倍以上の大きさに見開いた。彼はホワイトボードを手にし、慌ててペンを走らせた。その文字を見て私の目も2倍の大きさに見開いた。「わたしは はんぶん にほんじん」と平仮名で書いてある！　なんと数年前に亡くなった彼の父親は日本人だった。

郵 便 は が き

料金受取人払郵便

新宿北局承認

8444

差出有効期間
2021年11月30日まで
(切手不要)

1 6 9-8 7 9 0

1 6 2

東京都新宿区西早稲田２丁目
３の１８の４１

日本キリスト教団出版局
愛読者係行

注 文 書

裏面に住所・氏名・電話番号をご記入の上、
日本キリスト教団出版局の書籍のご注文にお使いください。
お近くのキリスト教専門書店からお送りいたします。

ご注文の書名	ご注文冊数
	冊
	冊
	冊
	冊
	冊

ご購読ありがとうございました。今後ますますご要望にお応えする書籍を出版したいと存じますので、アンケートにご協力くださいますようお願いいたします。抽選により、クリスマスに本のプレゼントをいたします。

ご購入の本の題名

ご購入の動機　1　書店で見て　2　人にすすめられて　3　図書目録を見て　4　書評（　　　　）を見て　5　広告（　　　　）を見て

本書についてのご意見、ご感想、その他をお聞かせください。

ご住所　〒

お電話　（　　　）

フリガナ
お名前　（年齢）

（ご職業、所属団体、学校、教会など）

電子メールでの新刊案内を希望する方は、メールアドレスをご記入ください。

図書目録のご希望	定期刊行物の見本ご希望
有　・　無	信徒の友・こころの友・他（　　　）

このカードの情報は当社およびNCC加盟プロテスタント系出版社のご案内以外には使用いたしません。なお、ご案内がご不要のお客様は下記に◯印をお願いいたします。

・日本キリスト教団出版局からの案内不要

・他のプロテスタント系出版社の案内不要

お買い上げ書店名

市・区・町　書店

いただいたご感想は、お名前・ご住所を除いて一部紹介させていただく場合がございます。

彼はお父さんとの思い出をたくさんホワイトボードに書いてくれた。アメリカでお正月にみんなでお餅つきをしたこと、京都に旅行したこと、いろいろな思い出を話してくれた。「えー、そうなんだ！」「すごいじゃん！」ありふれた合いの手の返答だった。だが、この病院の中で彼が日本語で語る日本の思い出を理解できるのはこの私だけだ。彼は1時間以上筆談をして最後に「そろそろつかれた。ねます。またきてね」と書いた。

アメリカで1年間病院でチャプレンをしても日本語でケアをする可能性はゼロに近い。だがその最初の1人目、最初の0・1パーセントに今日出会えたのだ。アジアンヘイトが150パーセントに激増、怒り、憎しみ、恐怖は渦を巻く。だがこのような素敵な0・1パーセントがあれば、何も恐れることはない。

私はあらためて思った。この大病院で唯一のアジア人チャプレンであることを、そして日本人であることを誇りにして働こうと。顔など隠さなくてよい。国籍も隠さなくてよい。堂々と自分自身でいようと誓ったのだった。だって、この世界には私にしかできないことがあるのだから。

2 日米をつなぐ折り鶴たち

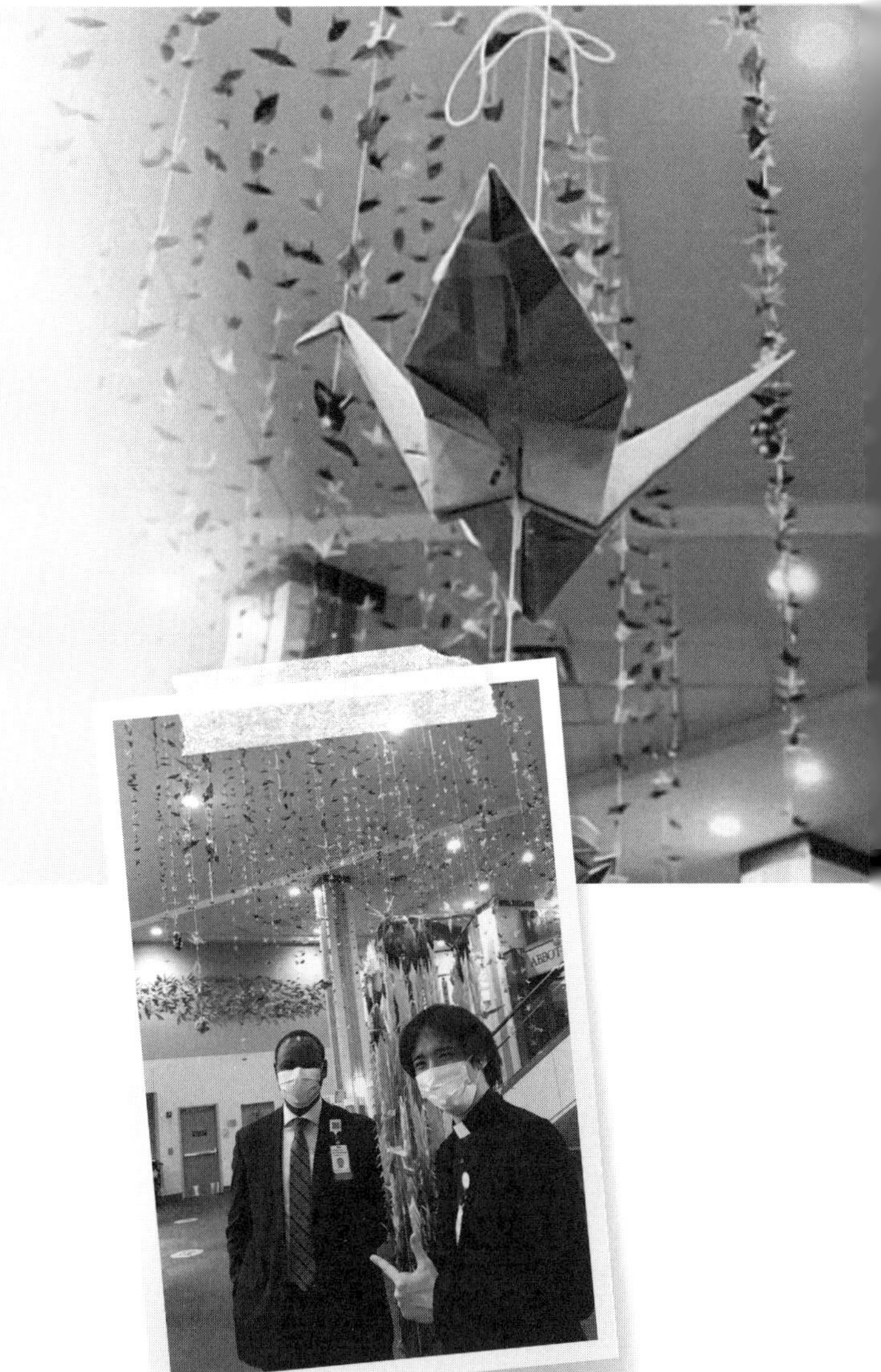

コロナ室に羽ばたいた日本の鶴

「もしもーし！　聞こえますか？　チャプレンのカズです！」大きな声を出した瞬間、顔面を覆う防護マスクと顎の間にわずかな隙間ができ、コロナ室内の空気が入ってきた。「しまった！　私もコロナウイルスに感染したかもしれない……」。私は何度もこのような経験をした。高齢や、意識がもうろうとしている患者さんには大きな声で問いかけなければコミュニケーションをとることができない。

防護服とM3社製のハーノフェイスマスクをすればコロナ病室の中でも感染を95パーセント防げるというが、数字は所詮現実を完全には言い当てていない。治療以外で唯一人間的なコミュニケーションを患者と取れるチャプレンだが、語りかけも祈りも大声で投げかけなければ相手の耳には届かない。まして英語が母国語でない私は、なおさらはっきりと大きな声で話さなければならない。

だが、この状況がひとつの奇跡を生み出すことになった。ある日、私は高齢男性のコロナ患者の部屋に入った。苦しそうな息で闘っている。無理にコミュニケーションを取り疲れさせてはいけないし、私も大声を出せない。それでもそのおじいさんは何かを求めるように私の目をじっと見ている。しばらくして私はベッドテーブルの上にあったメモ用紙を取り「この紙で鶴を作っていいですか？」と尋ねて同意を得ると、30年ぶりくらいに折り鶴を折った。

コロナ病棟の中で防護服、ビニール手袋に通した指先でなんとか鶴を折り終え、翼を広げておじいさんに手渡した。するとうっすらじんわり、おじいさんは目に涙を浮かべ「ありがとう。私はこの折り鶴を一生の宝物にする。あなたがここまで会いに来てくれたことも生涯忘れないよ。そして絶対に元気になって退院するからね」と言った。私の胸にもじーんと熱い想いが込み上げてきた。

これまでいろいろな出会いをしてきたが「あなたのことを生涯忘れない」と言われたことなどなかったと思う。メモ用紙でつくった折り鶴を「一生の宝物にする」と喜ばれることなどもあるだろうか。そして何にもまして、おじいさんが「私は絶対元気になって退院するからね」と言ってくれたことがうれしかった。

コロナ室の中には何も持っていけない。聖書も花も何も持っていけない。滞在時間もコミュニケーションも限られている。でもだからこそ、そこでは魂と魂のコミュニケーションができる。いや、魂のコミュニケーションしか通用しないのだ。

コロナ室はいろいろなことを教えてくれる。死後の世界、天国という場所があったとしても、私たちは何もそこには持っていけないのであろう。家や車やお気に入りの服はもちろん、地位や学位や名誉など、この地上で積み上げたものは何も持っていけない。持っていけるものがあるとすれば、魂に刻まれた思い出と言葉なのではないだろうか。

「来てくれてありがとう。私はこの折り鶴を一生の宝物にするし、あなたがここまで会いに来てくれたことも生涯忘れないよ」というおじいさんの言葉は私にとっても一生忘れられないものになり、今を生きる大きなエネルギーとなった。たぶんこのおじいさんと会わなければ私は病院のチャプレンの仕事の過酷さ、不安定なアメリカでの生活にこころが折れ、倒れていただろう。このおじいさんの存在から響いた魂の言葉があったからこそ、私はコロナ病棟でチャプレンを続けられてきたのだと思う。

10 月刊行予定

三浦綾子　祈りのことば
三浦綾子 ことば　おちあいまちこ 写真　林あまり 解説

ナウエン・セレクション　死を友として生きる
ヘンリ・ナウエン　廣戸直江ほか 訳　中村佐知 解説

神学は語る　パウロと律法
V.コペルスキ　澤村雅史 訳

読者の声 『信徒の友』連載「わたしの1冊」より

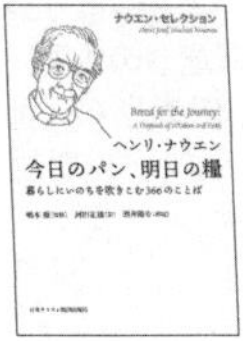

ナウエン・セレクション
今日のパン、明日の糧
暮らしにいのちを吹きこむ366のことば
ヘンリ・ナウエン　嶋本 操 監修　河田正雄 訳　酒井陽介 解説
●四六判 並製・424頁・定価2,640円《2019年11月刊》

現代人の傷ついた心に向けて、聖書の神髄をわかりやすく説くナウエン。本書は、彼の多くの著書のエッセンスを集大成したナウエン大全ともいうべきものです。数百字程度のショートメッセージを366日分書き下ろし、収録しています。

毎日、1日分ずつ読むのがおすすめです。1度にたくさん読むと消化不良になるほど、深い黙想に満たされているからです。例えば私が大好きなのは10月4日の黙想です。

ナウエンは言います。——イエスさまが天から降《くだ》り人となられたのは、遠い場所の遠い時代に起こったことと思うかもしれない。でもそれは今も起こり続けていること。主のお体と血潮をいただく聖餐によって、主はいつでもどこでも私たちの食べ物と飲み物になり、主と同じ時代の友よりもさらに近くにいてくださるのだから。主こそ今日のパン、明日の糧。

我が国籍は天に在り
志の信仰に生きる

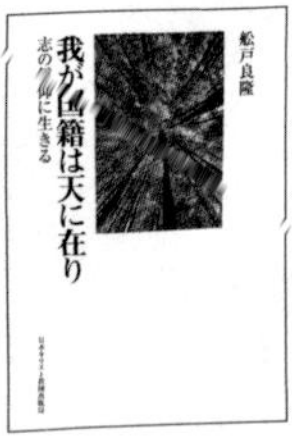

船戸良隆

長年にわたって海外支援団体でアジアの貧困に取り組み、退職後は地方教会の牧会に携わる著者。その活動をつらぬくのは、神の国の福音に根ざした「我が国籍は天に在り」の信仰である。幾度も悔い改めに導かれ、十字架理解を深める著者の、渾身の説教集。

●四六判 並製・152頁・定価1,540円《8月刊》

剣を打ち直して鋤とする
すべての命に然り

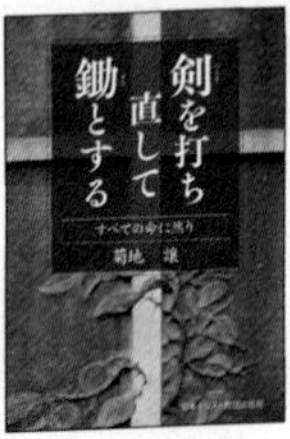

菊地 譲

高齢化する山谷の地で、牧会のかたわら低額弁当屋「まりや食堂」を長年運営する著者。コロナ下で元労働者たちの「食」を保障する奉仕に奮闘するまりや食堂の日々、伝道所の「読書礼拝」での黙想などを、「眼差し」というキーワードで語る。

●四六判 並製・232頁・定価2,200円《7月刊》

ヨブ記注解

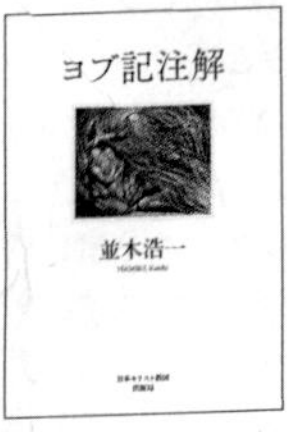

並木浩一

正しい人がなぜ苦しむのか。神はなぜ悪を許容するのか。ヨブ記は人間が自由を持つがゆえの苦悩を徹底して描く。思想世界に深く切り込み、ヨブと共に苦難の意味と人間の自由を問い直す勇気が与えられる注解書。著者の長年にわたるヨブ記研究の集大成。

●A5判 上製・482頁・定価6,600円《6月刊》

【並木浩一著作集全3巻 好評発売中】
『1 ヨブ記の全体像』《オンデマンド版》 4,950円
『2 批評としての旧約学』『3 旧約聖書の水脈』 各4,400円

アメリカ、コロナ病棟に届くメリークリスマス（その1）

12月になって、日本から大きな段ボール箱が3つ届いた。中には1万6千羽の折り鶴が詰まっていた。私が最初にコロナ室に入ったときに出会った先のおじいさんの前で折った1羽の折り鶴が日本から1万6千羽の鶴を呼び寄せたのだ。

家族にも会えず隔離病棟の中で苦しんでいたおじいさんが折り鶴をこの上なく喜んでくれた。だから「クリスマスにこちらの病院に千羽鶴のクリスマスツリーを立て、全てのコロナ患者さんたちに希望を届けたいので、アメリカに折り鶴を送ってください！」とSNSで呼びかけたのだった。

最初は、集まってもせいぜい200羽くらいだろうと思っていた。だが、折り鶴を取りまとめて送ってくれることになった日本の友人たちから驚くような連絡が舞い込んできた。郵便局留めにして折り鶴を募集したところ、郵便局の職員から電話がかかってきて、「量が多すぎて、これ以上局留めにできないから取りに来てくれ」と言われているとのこと。

送ってきてくれたのは1000人を超える人々だ。子どもからお年寄りまで、しかもそのうちの多くは私が一度も会ったことのない人たちだ。そして、たくさんの手紙が添えてある。鶴を孫と折ったというおばあちゃんからの手紙には「がんを患い、コロナ禍の中、外に出られず、私の人生でもうできることは何もなくなったと落胆していました。そのような中、孫に関野牧師の活動を教えてもらい、私にもまだできることがあると知りました。孫と折った鶴を日本から送ります」と書かれている。全校生徒が参加してくれた中学や高校、お坊さんや神主さんからも。

後に知ったことなのだが、ここ数年私が勤める病院ではクリスマスツリーを飾っていなかったそうだ。それは多民族、多宗教のこのミネアポリスの街にあっては、クリスマスツリーはどうしてもクリスチャンだけのお祭りとして捉えられてしまうからだという。

だが、この1万6千羽の鶴に宗教も人種もない。千代紙から広告チラシ、スターバックスの紙袋で折られたものもある。大きさも色柄も全て違う。一羽として同じ鶴はない。その鶴たちの群れは多様な人種の人々が共に生きてきたミネアポリスの本来の姿を表わしているかのようであった。

折り鶴たちはまだ羽を広げてはいなかったが、羽ばたくその瞬間を段ボール箱の中で待っていた。私にはそれが不安と失望の闇に支配された病院の中に小さく光る希望の巣に見えた。ワクチンをまだ受けていないのに毎日コロナ室に入り続けていた私の心身は、このとき限界に近づいていた。だがパンデミックによるロックダウンなどを越えてやってきてくれた希望の渡り鳥の大きな群れは私に力を与えてくれた。「奇跡が起きるのではないか？いや、世界最悪の感染国アメリカの病院でこそ奇跡を起こさなくてはいけない！」と私の魂に力がみなぎってきた。

パンデミック、ブラックライブズマター、アジアンヘイトに見られる差別、格差、暴力でボロボロになっている街で、皆で祝えるクリスマスがやってくる気がした。

アメリカ、コロナ病棟に届くメリークリスマス（その2）

ひとりのコロナ患者との出会いから日米をつなぐことになった折り鶴プロジェクト。1万6千羽というその数に、当初私は日本の友人たちに直接アメリカまでこの折り鶴を持ってきてもらい、組み立てを手伝ってもらおうと計画していた。だがそんなさなか、私が働くミネソタ州での新型コロナウイルス感染者数が1日8000人を超えるほど激増し、州知事による緊急事態宣言下、またしても多くの活動が制限されはじめたのだ。

急いで輸送手段を国際宅配便に切り替えたものの、このコロナショックにより多くの配送業者がアメリカへの国際急便を中止していた。それでも可能性のあったクロネコヤマト国際宅急便に希望を託すが、何日で届くのかはまったくわからなかった。

一方で、1万6千羽の折り鶴がやっと日本から飛び立ったのと同時に、今度はアメリカの病院側の体制を整えなくてはならなかった。私はこの折り鶴クリスマスプロジェクトを数週間前から上司に相談していた。緊急事態宣言下、医療崩壊も起こりかねない病院の中で、やってきて間もない日本人牧師の計画だ。突飛な思いつきと思われても仕方ない。しかも、忙しいクリスマスシーズンだ。折り鶴クリスマスプロジェクトなど、後回しになるのは目に見えていた。

しかし、このプロジェクトのためにと、ある日本の高校の全校生徒たちが一生懸命鶴を折っている様子の動画を見せた瞬間、病院の上層部の表情は一変、事は動きだした。「よし、やろう！　病院の吹き抜けのメインロビーを開放する。外来患者が少ない週末に電動リフトを使って一番高いところから折り鶴をつるそう。それまでに準備をしてくれ！」そうとなれば、事前に必要なのは1万6千羽の折り鶴を糸に通してくれる働き手たちだ。

私は自分が担当している精神科病棟の子どもたちの集まりに行き、応援を求めた。「実は日本から1万6千羽の折り鶴が到着しようとしているんだ。この社会クソだよね。皆そんなクソみたいな社会に失望しているよね。だからさ、クリスマスに僕ら全員で1万6千羽の折り鶴でこの病院で苦しむ全ての人に希望を届けないか？　そしてクリスマスに悲惨なニュースしか届けられないメディアに僕たちが希望のニュースを届けようよ！」すると彼らの目が変わり「やろう！　やろう！」と皆すぐに手を貸してくれた。

そして多人種、多宗教のチャプレンチームも全員が毎日、この折り鶴プロジェクトのために力を貸してくれたのだった。日本の、直接会ったことのない人々が一羽一羽折ってくれた鶴の羽を、アメリカの病院で一羽一羽ていねいに広げていくその様子は、海を越える希望のバトンリレーのようであり儀式のようでもあった。

そして、時がやってきた。世界最大のコロナ感染国、その最前線である病院の天井に数え切れないほどの鶴が羽ばたいた。圧巻の美しさだった。皆が歓喜の声を上げた。下を向き続けていた患者さんたちは足を止めて見上げ、闘いの日々で疲弊した看護師や医師たちは1日に何度も鶴を見にきては「日本のみんな、本当にありがとう」と言ってくれた。

さらに次の週にはミネソタ州のテレビ局、新聞社、出版社から次々に取材がやってきて「苦しみの中にある病院に折り鶴の奇跡！」と取り上げ、私たちの折り鶴プロジェクトはミネソタ中のニュースとなった。日本のテレビ番組やヤフーニュースでも報じられ「やってよかった！」「私も関われてうれしい！」と折り鶴を送ってくれた日本の人々からたくさんのメッセージが届いた。また、ニュースを見たロサンゼルスの教会の人々が「私たちもやりたい！」と折り鶴を地元の病院に届けはじめたのだった。皆で起こした奇跡は多くの人々のもとへと広がっていった。

私は精神科子ども病棟に行き、手伝ってくれた子どもたちに「みんなでつなぎ合わせた折り鶴、約束どおりニュースになったよ！」と報告すると、皆目を輝かせて「イェ～イ！」と喜びの叫びを上げた。「チャプレン、僕はこのプロジェクトに参加できたことを誇りに思うよ！」と言ってくれた子もいた。子どもたちの目は理不尽な社会に傷つけられ続けた悲しみの目ではなく「自分も希望をつくりだせるのだ！」と確信した自信の眼差しになっていた。もはや子どもたちは精神科で一方的にケアされる患者ではなく、同じ病院に入院する患者、そして医療従事者たちに力を与えられる一人ひとりになっていた。

そして、クリスマスの夜がやってきた。私は防護服に身を包み、全てのコロナ病室を訪ね、患者さん全員に折り鶴を手渡し「このクリスマス、あなたに出会えてうれしいです。日本の多くの人々があなたの回復を祈っています」と伝えた。皆が不安の中でも、それでも笑顔を見せてくれた。少なくとも私の病院のコロナ室で一人ぼっちでクリスマスを過ごした者はいなかった。

コラム

ジャパニーズピクルスの魔法

コロナパンデミックのさなか、病院は絶望的な雰囲気に包まれていた。一般病棟が次々にコロナ病棟になっていき、毎日の朝礼では倍増していくコロナ入院患者数がアナウンスされ、医療従事者たちも追いつめられていた。当然、私たちチャプレンもだ。

そんなある日、チャプレン室の私宛に日本郵便の小包が届く。日本の支援者からだ。中に何が入っているか英語で記載されたタグ（送り状）が箱に貼ってあり、「ジャパニーズ ピクルス」と書いてある。規則により、中身を全て英語表記しなくてはならないのだ。何だろう？ 開けてみれば「きゅうりのキューちゃん」だ。早速、白米の上に乗せ、口にほおばる。ポリポリという音とともに海を渡ってきた

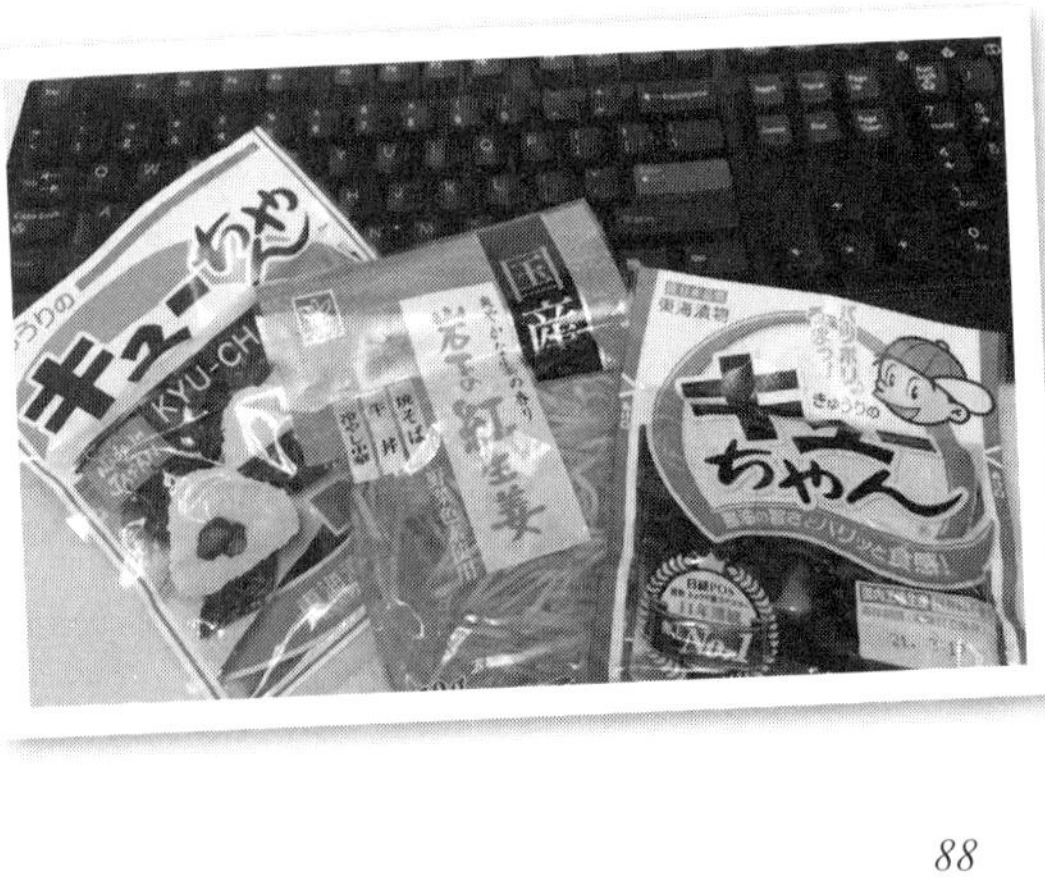

ジャパニーズピクルスのうまみ汁がホカホカのカリフォルニア米と混じり合い、口の中に小さな故郷ができあがる。その喜びが胃袋の一番深い場所に落ちていく。ああ……これは救い。

次の週もまた別の人からの小包が届いた。タグには「タイガーハウス ペーステッド レッドビーンズ バー」と記されている。そう、虎屋のようかんである。早速、そのタイガーハウスPRBBを頬張る。病棟内での英語のやり取りに疲れた脳に糖分が運ばれてくる。

次の週、コロナ患者の最期を看取り、へとへとにくたびれ果ててチャプレン室に戻る。するとまた、国際宅配便が。「ジャパニーズ ライス スープ パウダー」とタグに書いてある。開けてみれば「永谷園のお茶漬けの素 鮭味」だ。急いで白米の上にふりかけて熱湯を注ぐ。アメリカでは下品ではあるが、ズズズーッと思いっきり音を立ててすする。ああ……目を閉じれば、口の中に日本の海の恵みが広がっていく。目を開ければここは病院、また闘いの日々が始まる……。

ああ、もう少し目を閉じていいたい。

3 チャプレン室の内外で

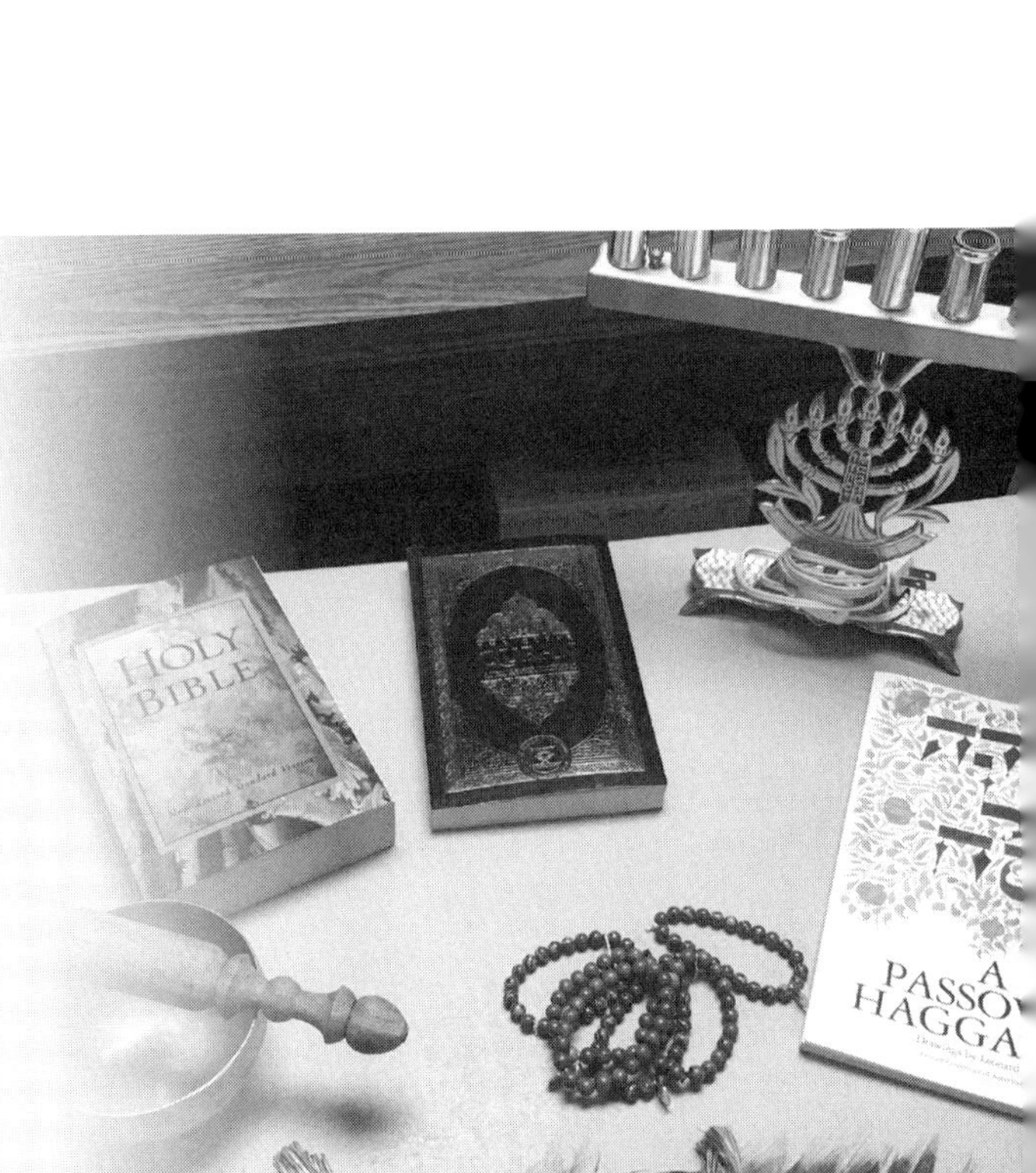

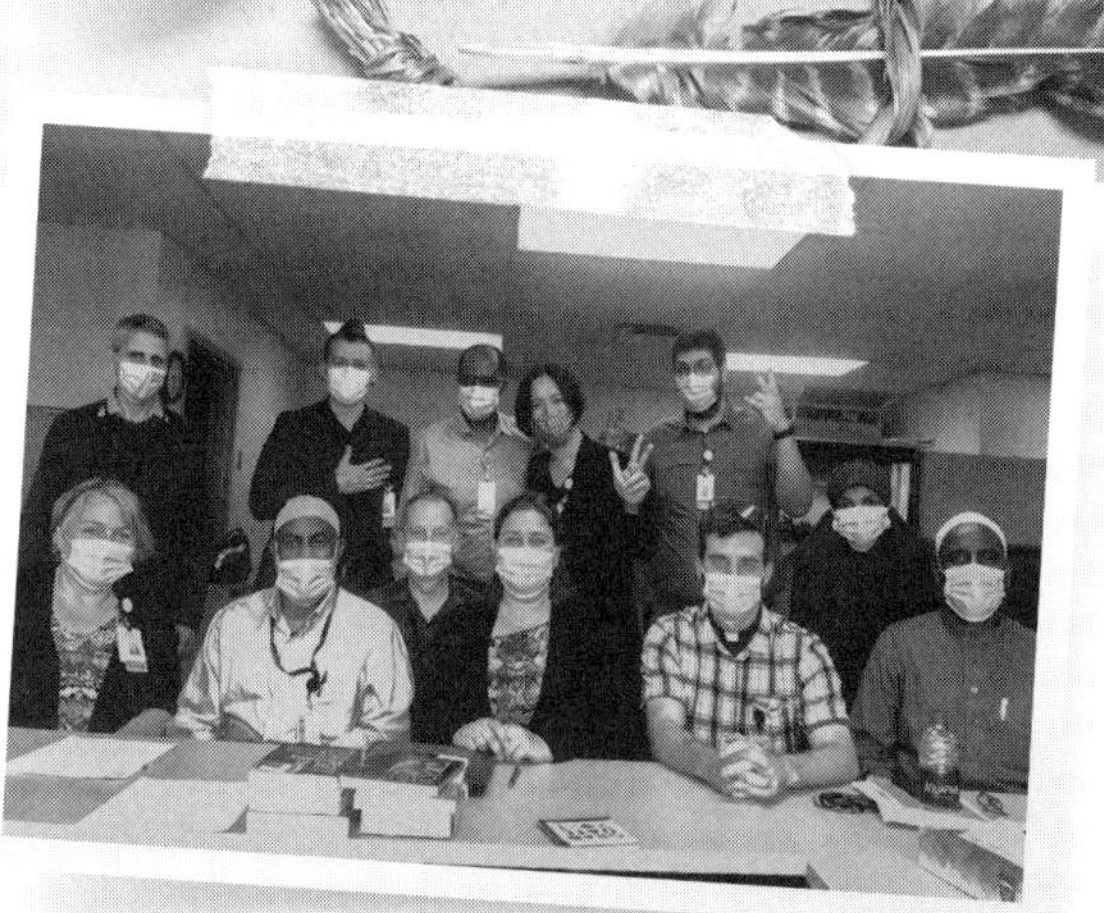

ワクチンが生み出す差別と分断

2021年8月末、私はミネアポリスのライブハウス、ファーストアベニューに行った。P.O.D.《ピーオーディー》という一昔前にはやったミクスチャーロックバンドのコンサートを聴きにきたのだ。ここはU2《ユーツー》、ビョーク、ニルヴァーナ、プリンスといった名だたるアーティストたちが立ったロックの殿堂であるが、入場には2つのゲートを通らなくてはならない。

1つ目の関門はコロナのワクチン接種を受けたかどうかのチェックである。2回受けた証明書、もしくは72時間前までに受けたPCR検査の陰性証明書が必要で、さらにマスク着用がなければ会場内に入れない。2つ目の関門は空港にあるのと同じ金属探知機で調べられることである。2004年にオハイオ州のライブショーで客が銃を乱射、ヘビーメタルバンド元パンテラのメンバー、ダイムバッグ・ダレルを含む5人が射殺される事件などが起きたこともあり、厳重なセキュリティーが設けられている。

自由を享受するためには厳しいふるいがあるのもまたアメリカだ。私の勤務する病院でも3万人いる従業員全員に宗教的理由を除いてワクチン接種義務が課せられた。今後、ワクチンを打っていなければ入れない場所が出てくるなど、権利が制限されてくるはずだ。もちろん日本も他人事ではない。同調圧力が強い日本こそ、ワクチン接種の有無からの差別が起きてくると私は予想する。

そもそもアメリカ人が一年中、朝から晩までマスクをしていることは文化的背景からして大きな苦痛なのだ。アメリカ人からするとマスクをしている人はよっぽどの重病か、もしくは医療従事者。そうでもないのにマスクで顔を半分隠している者は不審者扱いされてしまうのだ。そのようなアメリカ人の多くが1年以上もマスクを付け続けていたことは、例えて言うならばある日を境に日本の全ての家屋で、マンションのフローリングの床だろうが一軒家の和室の畳だろうが、いきなり土足オンリーになるくらいの変化なのだ。

だからこそ、当然そこには分断が巻き起こる。マスク着用の是非は大統領選挙の両陣営の対立軸のひとつにもなったし、飛行機の中からスーパーマーケットの中まで、マスクをしていない客が注意をされ逆上、乱闘事件も毎日起きている。そして救世主になるはずのワクチンは宗教、人種、文化をベースに新たな分断をつくってしまった。医療不信とともにそもそもワクチンそのものを受けないアフリカ系移民たちがいるし、感染爆発期でもマスクを付けずに礼拝のため教会に大勢で集まり、牧師が信者たちに「ワクチンは悪魔の道具だ！　祈りと神の恵みによって私たちは守られるのだ！」と説くキリスト教福音派と呼ばれる教会も多く存在する。

街の中でも「マスク派 vs 非マスク派」「ワクチン派 vs 非ワクチン派」のグループによる抗争が何度も起きた。そして、そのフラストレーションがアジアンヘイトにも発展。格差、人種、宗教、政治的分断の溝をウイルスが激しく押し広げることになったのだ。

だがそれでもアメリカのすごいところは政治的なリーダーシップである。ワクチン接種開始まで州によってはスーパーからレストラン、教会までロックダウンに近い規制を敷き、4月のイースターごろにバイデン新大統領が全国民に「ワクチンを受けてください！　そうすれば7月のアメリカ独立記念日には家族皆で集まってバーベキューをして祝うことができる！」と具体的な目標を演説の中で掲げたのだ。

この時期から厳しい規制はどんどん緩和され、国内旅行、スポーツ感染、外食、全てが一気に日常に戻ったかのように見えた。だが変異株出現とともにじわりじわりと感染が再拡大、またしてもマスク着用義務ありの場所が増えてきた。このような経緯の中で、私は当初から感じていたことがある。それは、アメリカに食前に手をきれいにする習慣があれば感染爆発は起きなかったのではないかということである。

ハグや握手をよくするアメリカ人たちはその手を洗わずにハンバーガー、ピザ、タコスなどを手づかみで食べる。最強のリーダーシップがある国に欠けていたのは実は手洗いやおしぼりだったのではないか。逆に言えば政治的リーダーシップの弱さからワクチン接種が著しく遅れた日本だが、他国よりも感染者数、死者数が抑えられているのは手洗いをはじめ飲食店で出てくるおしぼり、コンビニでも付いてくるおしぼり、そしてマスク着用を是とする衛生環境が整っていたからだと思う。

つまり世界的大混乱を乗り越えるために必要なのは政治的リーダーシップ、そして手洗い・おしぼり、マスク。そして、どんな宗教、人種、文化の人々でも、たとえワクチンを受けない人でも差別しない愛なのではないか。愛のないリーダーシップやおしぼりはむなしい。そう、要は愛だろう愛！　愛が必要なのだ。

絶望を議論したところで仕方がない

チャプレンチームの事例報告会の日だった。この日はイスラム教のチャプレン、モハメッドが最近担当したケースについて報告をした。だがその壮絶な内容にチャプレン全員は愕然とした。患者は30代ソマリア人女性で、足が壊《え》死《し》し一刻も早く切断しないと命が助からない。痛みのため路上で立てなくなって苦しみ続けていたところを救急車で搬送されてきたのだ。化膿しパンパンに腫れた足で叫び声を上げながら、それでも彼女は治療をかたくなに拒否し続ける。極度の医療不信なのだ。そこに同じくソマリア人であり、イスラム教チャプレンのモハメッドが呼ばれたのだ。

話を聞くと、彼女はソマリア内戦で目の前で自分の夫、父親、きょうだいを同時に殺されている。そんな中で小さな子どもを連れてケニアの難民キャンプに避難。その後2人の息子をそれぞれ別の孤児院に預け、自分はアメリカに難民として渡り、カンザス州の工場で働きながら、残された家族に仕送りをしていたのだ。だが避難中にけがをした足から感染し、足が壊死し始めたのだ。

それでも彼女が治療を受けないのはアフリカ系難民の間では、病院がアフリカ系移民を使って人体実験をしているという噂が流布しているからだ。しかも英語が十分に話せない移民たちにとって病院でのコミュニケーションは困難であり、そのため懐疑心はさらに強くなる。彼女は治療をかたくなに拒み、ソマリアの友人がいるこのミネソタ州に身を寄せ働き始めた。しかし、いよいよ足が限界を超え、道端で倒れてしまったのだ。

病室で泣き叫びながら彼女が語るこれまでの苦しみの出来事をモハメッドはうなずきながら聞き続けた。そして、自分の過去も語り始めた。「私もソマリアからの難民だよ。私も何人も家族が内戦で殺された。本当に苦しかったよ。でも今こうやって同じソマリア人、イスラムの仲間を助けるためにチャプレンとして働いている」。そして、核心を彼女に伝える。「1つだけ信じてほしい。この病院はアメリカ有数の病院だ。君を人体実験などには絶対にしない。必ず君は助かる」。

だが、彼女はそれでも治療を拒否する。拒否しながらも泣き叫ぶ。「でも足がなくなったら、私はもう働けない！　子どもたちさえ支えられなくなってしまうのよ！」モハメッドは真剣な表情で答えた。「もう1つだけ聞いてほしい。この病院では君の義足を作ってくれる。そして歩くためのリハビリもしてくれる。私は今日おこなわれる手術のためにアラー（神）に祈る。だから信じてほしい」と。

モハメッドの説得に彼女は最後には応じ、手術室に入っていった。モハメッドがいなければ、彼女は命を落としていた。モハメッドのチャプレンとしての働きを皆が大きく評価した。だが同時にそこに同席していた誰しもが彼女の経験した壮絶な苦しみや理不尽さに「果たして神はいるのだろうか？」「なぜ神がいるのであればこのような不条理が起きるのか？」「世界は残酷なまでに不平等だ」という問いかけをする。宗派は違えど、そこにいるのは全員がチャプレン、皆が神を信じる聖職者だ。だが、難民になった経験、イラク戦争に派兵され悲惨な死を何度も見てきているチャプレンたちでさえ絶望する出来事が目の前にあるのだ。

私も新宿の歌舞伎町の裏の教会で14年働き、それなりに人生経験を積んできたつもりだったが、次元が違いすぎる。究極の現実を前に私は今まで何をしてきたのか、自分が人々に語ってきた救いとは何だったのか、自分が持っていたうわべだけの希望が崩れ去った。だが、そのような中でモハメッドが皆に説きだした。「確かに悲劇かもしれない。でも彼女は幸せだよ。アメリカに来られたんだ。最先端の治療が受けられて、通訳もチャプレンもいる。苦労は多いけど、彼女にはそれでも未来がある。生きていれば子どもたちにも会える。でもソマリアではそうではない人がたくさんいる。爆弾で手足が吹き飛ばされ、病院にも行けずに死んでいった仲間が私にはたくさんいた。それに比べれば、彼女は本当に幸せなんだよ」と。

モハメッドのこれまでの圧倒的な経験値、その人生を支えてきた信仰の力に誰も何も言えなかった。残酷な現実を前に私たちが信じようとする理想、押しつけがましい同情など何の役にも立たない。でも、いや、だからこそ、やらなくてはいけないことがある。目の前に希望のかけらが落ちているのであれば、それを拾い上げて落とした人にしっかりと返していかなければならない。どんなに希望がなくなったとしても、闇の底をはいつくばってでも希望のかけらを何度でも探さなくてはならない。そのような毎日を送るしかない。机上の議論はその後だ。そう思い、私は自分の担当病棟に急いで向かったのだった。

コラム

モスクに行こう

私がいるミネソタ州はアメリカでも特に人種のるつぼであり、アフリカのソマリア出身者が多い。私の同僚にも4人のソマリア人チャプレンがいる。彼らは内戦で家族を失って難民になり、いくつもの国を転々としてきた。難民枠でイギリスやエジプトなどで大学に行き、学位を取得している。それゆえ、独学で3つ以上の言語をマスターしている。

アメリカにたどりついた彼らは工事現場の作業、工場で七面鳥解体、アフリカンレストランでの給仕などを何年も経験しアメリカ市民権を得て、今チャプレンとして働いている。それだけの苦労をしてきた彼らは本当に優しい。

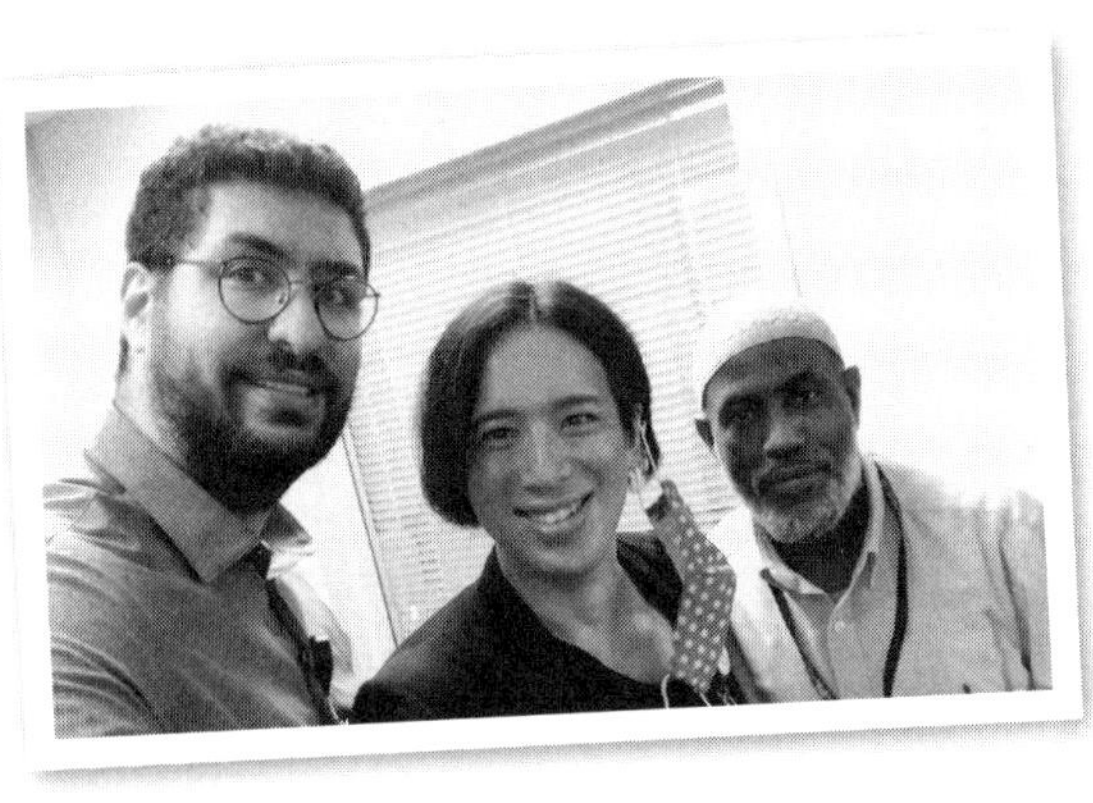

だが、イスラム教徒である彼らを苦しませたのが「イスラムフォビア」(イスラ

ム教徒への偏見による嫌悪）だ。２００１年９月11日に起きたニューヨーク同時多発テロによりイスラム教徒は偏見と差別にさらされ、排除されてきたのだ。

ここ、人口５７０万人のミネソタ州には７万人以上のソマリア人が暮らしているが、住むところからして白人コミュニティーと区別されている。奴隷制度こそないが、ソマリア人をはじめ有色人種は虐げられている。

ある日、私は同僚が聖職者として働くモスクに招かれた。金曜礼拝には何百人もが集まっていて、皆笑顔で迎えてくれた。礼拝が終わるとモスク内のレストランに招待され、お土産も持たされた。異教徒、旅人をこころからもてなす信仰者たちなのだ。生まれて初めてモスクを訪れた白人クリスチャンのチャプレンは感激し涙を流していた。「彼らのことを何も知らなかった……」と。

テレビや本、ましてやネットでは異文化の人々の本当の姿は伝わらない。他者を知ること、それは彼らと出会い友達になること、それが唯一の道なのだ。あなたにはイスラム教徒の友人がいるだろうか。日本にもモスクがある。一度訪ねてみてほしい。あなたを温かく迎えてくれるはずだ。

病室もまた銃弾飛び交う戦場

夜勤の日であった。がん患者のいる緩和ケア病棟から電話があり「80代の男性のがん患者が精神錯乱して叫んでいるから、すぐに来てくれ！」と要請があった。急いで病棟まで行くと「うわーん！　うわーん！」と廊下に子どもが泣きじゃくるような叫び声がこだましている。

部屋に入ると、高齢の男性がベッドの上で体をよじらせながら涙を滝のように流している。がんのペインコントロールができていないのか。そんな予想をしつつ、彼の手を握り「チャプレンです。あなたの横にいます。どうしましたか？」と声をかけるも「違うんだ！　違うんだ！　違う！」とさらに激しく叫び続ける。目を激しく見開き、天井のはるか先を見るかのようにガタガタと震えている。

看護師によると、彼はベトナム戦争の帰還兵だという。ジャングルの中で銃撃戦に巻き込まれ、同じ部隊の仲間が横で被弾し、命を落としてしまった。そして恐怖の中で必死になって見えない敵を撃ちまくっていたときに不意に目の前に現れた地元の農民の子どもを射殺してしまったのだ。彼は現在大腸がんで数カ月の余命宣告を受けているが、ときどき夜中に戦争のトラウマがフラッシュバックし錯乱してしまうのだという。

情けないが、私にはなすすべがなかった。「大丈夫ですよ」「もうここは戦場ではありません」とか「あなたのせいではありません。仕方なかったのです」などと私が軽々しく言えることではない。それどころか、戦後の平和ボケした社会で生きてきた私には、帰還兵が日常にいることすら想定できていなかった。

そこで私は同僚のチャプレン、マイケルを呼んだ。マイケルは私より年下のアメリカ人牧師だ。貧しい環境で育った彼は大学の学費免除を得るために軍隊に入り、イラク戦争に行っている。そして戦地でロケット砲撃を受け、脳に障害を負うことになった身だ。戦争を兵士として経験した彼なら、この高齢男性に向き合えるのではないかと考えたのだ。

駆けつけてくれたマイケルと共に病室に入る。「私も帰還兵です、どうされましたか?」とマイケルが尋ねると、男性はうめくように語りだした。「違うんだ、違うんだ。茂みが揺れて敵兵かと思ったんだ！　敵と間違えて俺はベトナム人の村の子どもを撃ってしまったんだ！　うわーん！　うわーん！」マイケルは彼を抱きしめて言った。「それでもあなたは帰ってきた。仲間の命が奪われ、あなたも子どもの命を奪ってしまった。でもあなたは帰ってきた。私はあなたがそれでも帰ってこられたことがうれしい……」。

マイケルにしか言えない一言だった。戦争で命を奪われた側、また傍観者は「殺された子どもはどうなるんだ！　人を殺して自分だけ生きて帰ってきたのか！」と非難の眼差しを向けるだろう。そう、事実彼は帰還後、反戦ムードの中でそのような批判にさらされて生きてきたのだ。誰にも言えず、誰からもゆるされず、自分でも自分をゆるせず、今日まで生きてきたのだ。

アメリカには2000万人近い帰還兵がいて、その多くの人々がPTSDに苦しみ、年間6000人近くの人々が自らいのちを絶つという。過去を自ら捉え、今を生きる場所で圧倒的な安心を感じることがなければ癒やしは始まらない。

マイケルが再び彼を抱きしめ伝える。「私はあなたが帰ってこられたことがうれしい。私はうれしい……」。マイケルの目も涙であふれ、その声は震えている。すると彼はマイケルを見つめ「本当か……？」と尋ねる。マイケルは何度も言い続けた。「私はあなたが帰ってこられたことがうれしい」と。

2日後に彼は息を引き取った。家族はいなかった。マイケルと私とで見送った。寂しそうな顔だったが、闘いを終えた顔に見えた。彼が闘っていたのはがんではなかった。ベトナム戦争は終結していなかったのだ。孤独、重すぎる罪責感に魂の傷口が癒やされるはずはなかった。

ここ病室もまた戦場、泥沼だ。私はその縁に立ち、絶望しながら祈った。「神よ、彼があなたのところに行ったら、必ず言ってください。『私はあなたが帰ってこられたことがうれしい』と」。

アフリカ人チャプレンとの決裂

「おまえは日本でもそうなのか?!　もしアフリカでそんなことを言ったら袋だたきにされるぞ!」チャプレンチームの研修会の場の空気が凍りついた。アフリカ人チャプレンの同僚ジョージが目を真赤にして怒りをあらわにしている。

私が働く病院のチャプレンは実に多様性に富んでいる。白人、黒人、アジア人、LGBTQ（性的少数者）、カトリック、プロテスタント、イスラム……さまざまなアイデンティティーと背景を持った12人のチームだ。アメリカ社会に存在する多種多様な宗教、人種、性に属する患者をケアできる最高最強のチームだ。だが多様性は言うほど簡単ではない。まったく異なる信条、文化、習慣を持つ人たちが1つの仕事を共にするのだ。私のチームでも数え切れないほどの衝突があった。私はその当事者になることは絶対に避けようとしてきた。だが事は起きてしまったのだった。

チャプレンチームの研修会では各チャプレンが担当している患者の事例や自分の心理状況、課題を分かち合う。そしてその場では互いの信頼をベースに建設的にチャプレンたちが批判し合うセッションがある。ある日、ジョージが発表で「私は職場で何のストレスもない」と言ったことに対して「ジョージ、それは嘘だろ！」と私が突っ込んだのだが、彼はそれに激怒したのだ。アフリカでは公の場で誰かを嘘つき呼ばわりすることは、たとえ冗談交じりでもタブーだったのだ。

私とジョージは親友だった。アフリカから難民としてアメリカに渡ってきたジョージは外国人の苦悩や人種差別を受ける悔しさをよく知っている。慣れないアメリカ生活、かつ私同様に英語が第二言語であるジョージがチームにいてくれることが私のこころの支えにもなっていた。アフリカ系の人々はワクチン接種に不信と警戒があるのだが、それでもコロナ感染のリスクを避けるためにジョージが人生初の予防接種を受けるとき、「カズ、一緒に行ってくれ」と言われ、2人仲良くワクチン接種を受けに行った仲だった。だから私は安心して「ジョージ、嘘をつくなよ！」と突っ込んでしまったのだ。

理由はともあれ、私はジョージを深く傷つけてしまったのだ。その場でジョージに謝罪をした。他のチャプレンたちがこれはコミュニケーションミス、また文化の違いで起きてしまったことだとフォローしてくれたが、気が付けば私もジョージも涙を流していた。するとジョージは「OK！　カズがみんなの前で謝ってくれたからここで終わり！」と笑顔で言った。私は彼の懐の深さにこころを打たれつつ、その切り替えの早さについていけなかった。ジョージと私は握手を交わした。でも精神的な溝が生まれてしまった。

このような対立が私たちのチームには結構たくさん起きていた。アフリカ人チャプレンたちはオフィス内で日常的に井戸端会議をする。その声がうるさいとアメリカ人チャプレンが私語禁止のクワイエットアワーをつくり、反発を招いた。若手チャプレンと年配チャプレンの間では中絶を巡り論争が起きた。プロテスタントの牧師とカトリック神父の間では大統領選挙を巡って対立も起きた。イースターやクリスマスなどのクリスチャンの休日は優遇されているが、イスラム教の祝日は優遇されていないと不満の声もでた。

多様性ははたから見ているだけなら理想的だが、そのど真ん中にいるのは並大抵のことではない。アメリカをはじめ世界中で分断が起きている理由がわかる。いがみ合う以前に、別々に生きるほうがはるかに楽なのだ。けれども今日も私たちは1つのチームでやっている。そうできている理由はきっと皆がさまざまな背景のもと、死を自らのものとして見続けているからだ。アフリカの内戦で目の前で家族を殺されたチャプレン、イラク戦争で爆撃を受けたチャプレン、コロナで妻を亡くしたチャプレン。内乱の中東でイスラム教の母とクリスチャンの父の元で生まれたチャプレン、重篤な病で苦しむ家族を持つチャプレン……。私たちはきっと誰よりも毎日死を身近に感じ続けて生きている者同士だ。そして、死に最も近い人々と一緒にいることが尊いと信じている仲間たちだ。

私とジョージはあの日から話せなくなってしまった。でもジョージ、肌の色も言葉も文化も宗教も何もかも違う私たちだけれど、もし私が人生の最後の瞬間にチャプレンを呼べるとしたら君に来てほしい。君は大きくて温かなこころの持ち主だから。そして、この手を握って祈ってほしい。君の神に、いや、私たちの神に。

チャプレン関野の1週間

月曜日 Monday

6時半起床。今日は夜勤で病院に泊まり込む日。午前中に自分のことをやっておく。アパート内のジムにて1時間のトレーニング。朝食をとり、日本のメディア掲載の文章執筆。

11時に家を出て、自転車で勤務先の病院へ。成人精神科病棟でスピリチュアルグループ（宗教を超えて魂の悩みなどを分かち合うワークショップ）を指導。日本のけん玉を使って集中力、体と精神の連動について皆で体験。午後は子どもたちの精神科病棟で同様の活動。金魚すくいを通して自分の破れやすさ、それでも諦め

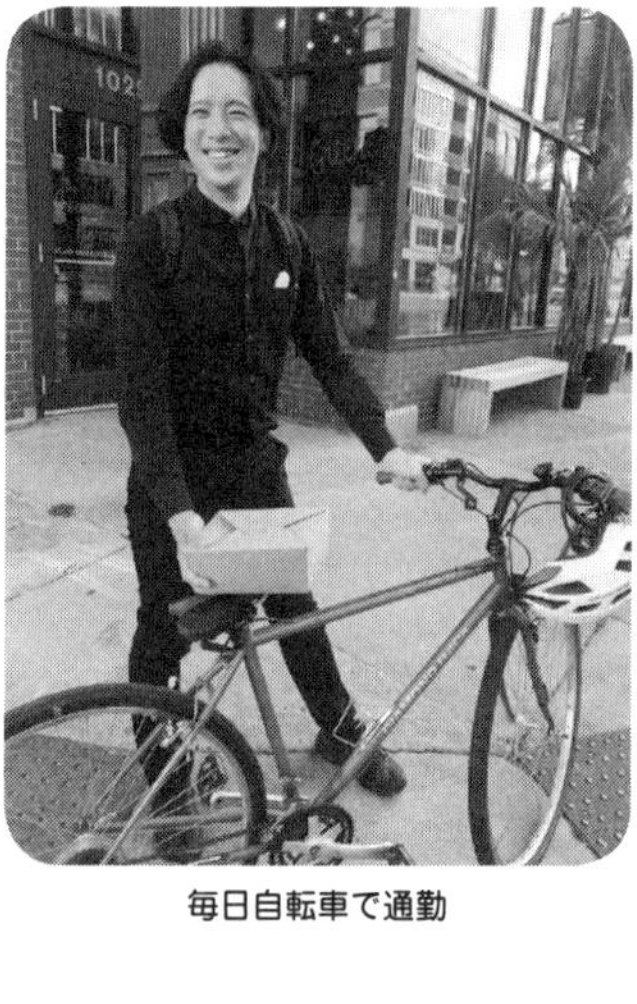

毎日自転車で通勤

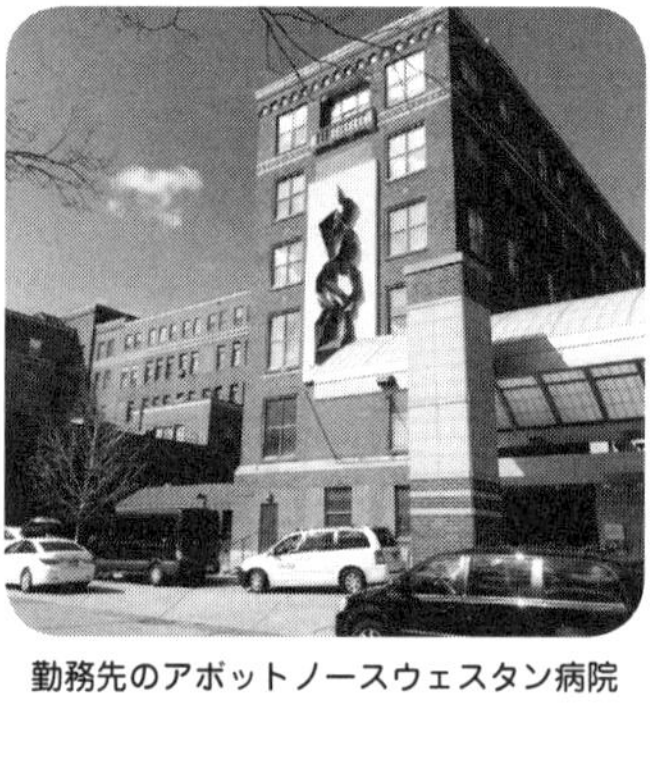

勤務先のアボットノースウェスタン病院

ないこと（コーピングスキル）を伝える。

16時当直開始、コロナ室から母子病棟まで全病棟を回る。20時半ポケベルが鳴る。50代女性のアフリカ系アメリカ人のコロナ患者を看取る。

宿直室に戻って夕食。シャワーを浴びて一息ついていると、再びポケベルが鳴る。80代女性が息を引き取った。パートナーの肩を抱き、しばらく一緒にいる。深夜1時にベッドに入る。

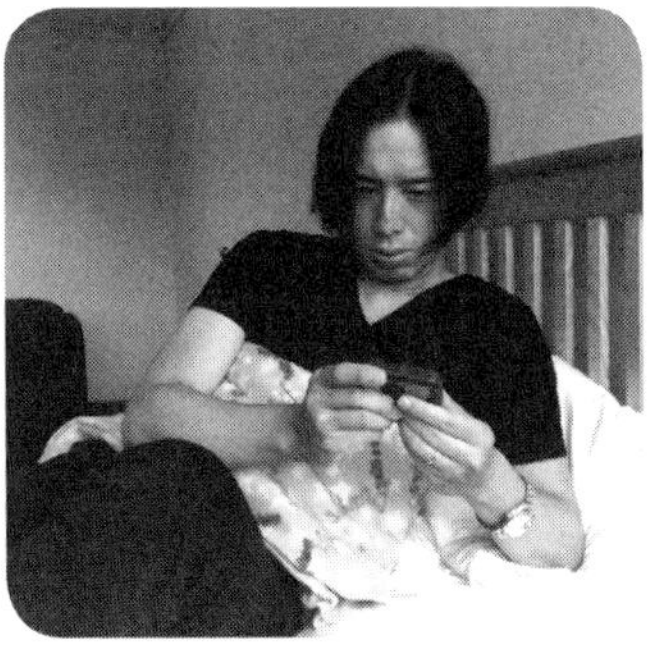
夜勤でポケベルをチェック

火曜日 Tuesday

7時宿直室で目を覚ます。緊張であまり寝られず疲れも取れていない。8時より朝礼、昨晩の業務報告。8時半よりチャプレン全員で研修、担当のケースを報告し合う。

12時昼食。13時トラウマについての学習会。16時、担当病棟の患者たちを訪問。

17時帰宅。仮眠、ギターの練習をして夕食。ソファーでリラックスしたのち就寝。

水曜日 Wednesday

朝礼後、子どもの精神科病棟に直行。日本製のゲーム黒ひげ危機一発を始めると、大盛り上がり、皆と友達になれた。その後、大人の精神科病棟へ。暴れている患者をなだめようとするが、本を投げつけられ撤退。

13時昼食。2時間ほどかけてコロナ病棟の全10室を訪問。高齢者、ホームレス、LGBTQの子どもまでさまざまな患者がいる。面会謝絶のため、皆チャプレンの訪問をこころから歓迎してくれる。

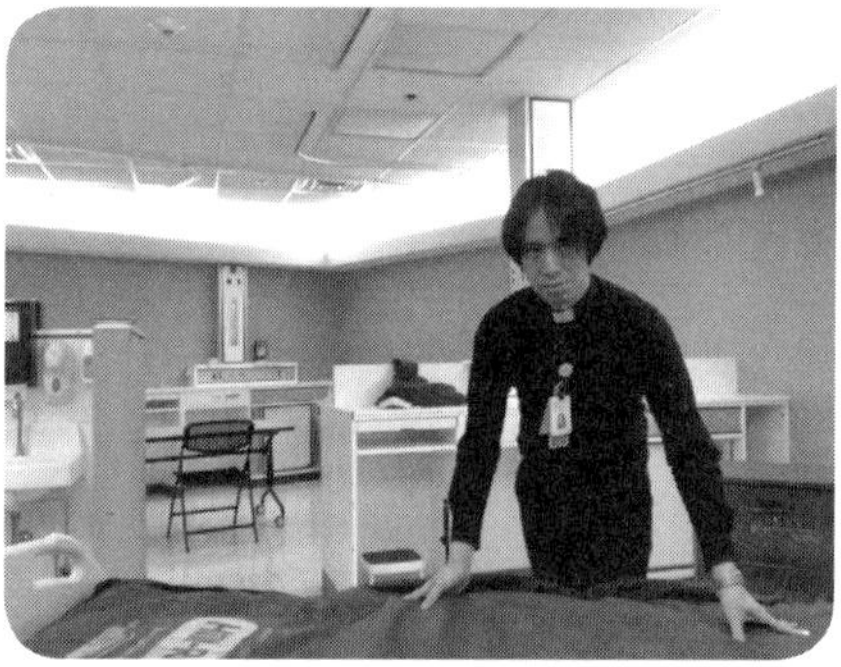
病棟でスタンバイ

15時チャプレン室に戻り、同僚のチャプレンに今日あったことなどを話す。疲れが少しやわらぎ、気が楽になる。調べもの、英語での病院用語など学習。

17時帰宅。コーヒーを飲んだ後、ジム、ギター練習、夕食。YouTubeで日本のニュースなどを見て時間を過ごす。23時就寝。

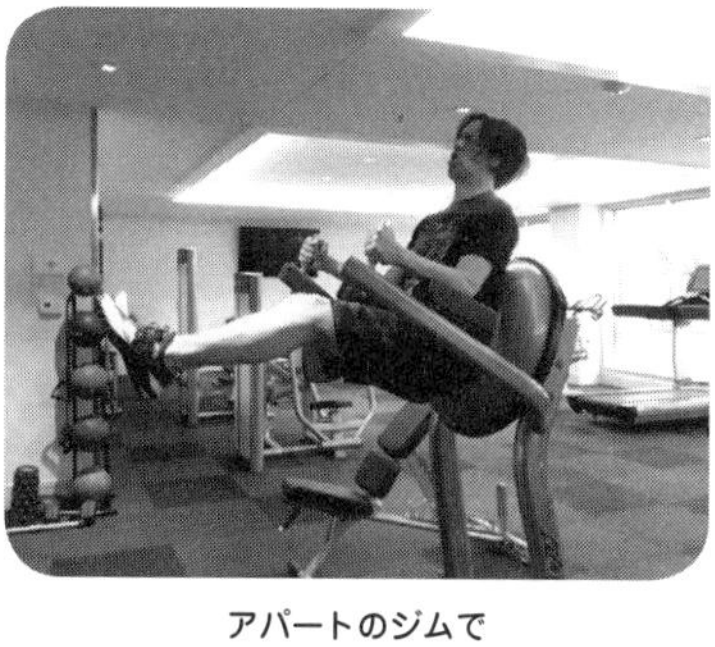

アパートのジムで

木曜日 Thursday

朝食のオートミールを食べ、出勤。8時半よりチャプレンチームの研修会。全員でさまざまなケースを想定して患者役、家族役、チャプレン役を定めロールプレイをおこなう。

12時昼食。午後は精神科の巡回へ。ある患者の話を1時間ほど聞く。その後、一般病棟の巡回へ。手術を終えた患者が3年前に亡くした妻の話を涙ながらに語ってくれる。

15時半チャプレン室に戻る。英語を使って病院で働いていると、週の半ばには脳が疲労でパンク寸前。コーヒーとチョコレートで回復を図る。

17時帰宅。いつものようにジム、ギター練習、食事。20時から京都の小学校のクラスに向けてZoomにてオンライン講演会。児童たちのリアクションに力をもらう。シャワーを浴びて就寝。

金曜日 Friday

朝起きるも完全にエネルギー切れ。こういう日はいきなりカップの豚骨ラーメンを食べてエネルギーチャージ。

午前中だけで3人の患者さんを看取る。完全に力を使い果たしチャプレン室に戻ると、ソマリア人のイスラム教チャプレンに笑顔で迎えられ、励まされた。昼食をとり、コロナ室を回る。

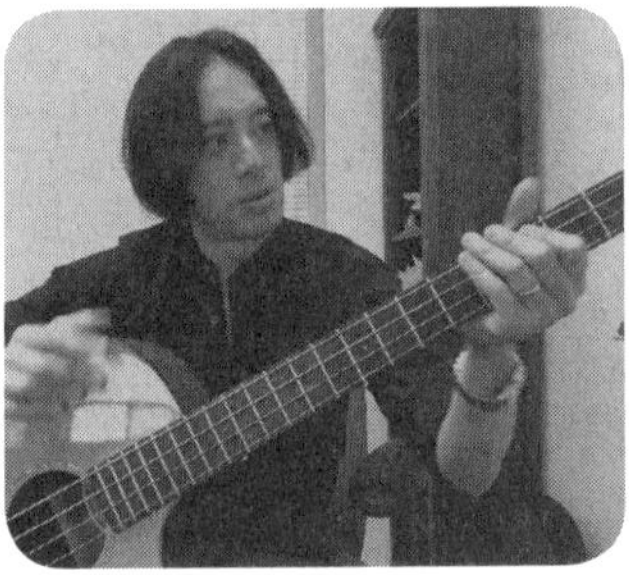

ギターの練習

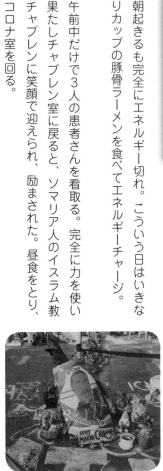

ジョージ・フロイドさんを悼む

夜は外出禁止令が出たため早めに帰途へ。黒人市民を殺害した元警察官の裁判を巡り、ブラックライブズマターの暴動が起きる危険ありとのこと。マシンガンを持った州兵が街中に配備される中、自転車でおびえながら帰宅。怒涛の1週間、今日はジムも楽器練習も休み。仮眠をとり、ソファーでビールを飲みながらダラダラする。23時就寝。

土曜日 Saturday

8時起床。今日は休日、近くのファーマーズマーケットへ。帰宅後、買ってきた卵で卵かけご飯。日曜日に郊外のルーテル教会の礼拝でメッセージを語ることになっているので、その準備をする。

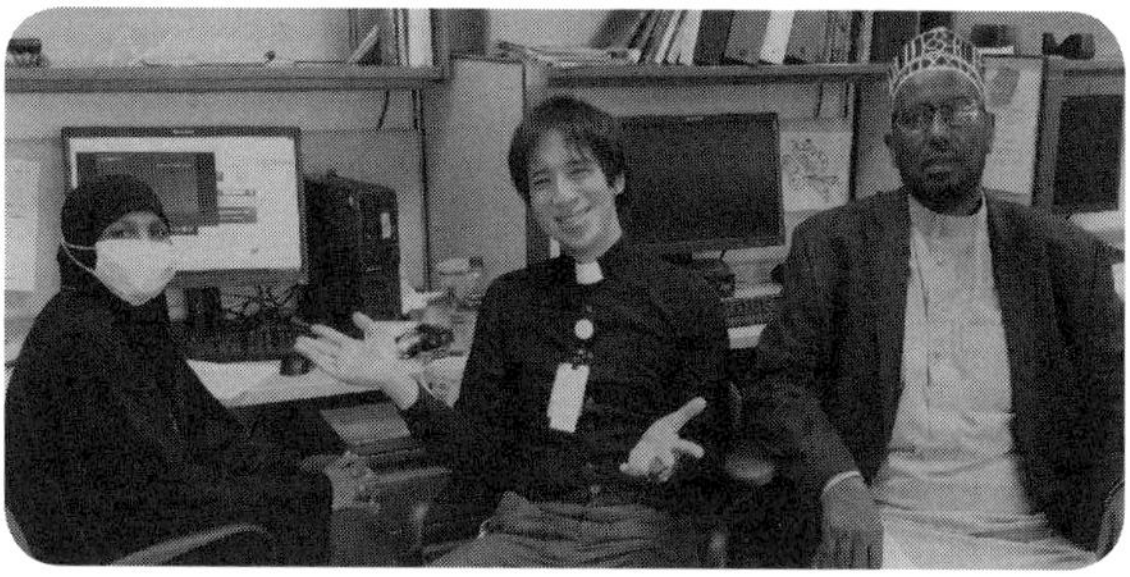

チャプレン仲間と

昼食後、自分のYouTubeチャンネル動画作成。昼寝をして夕方までリラックスして過ごす。

ミネソタの郊外に住む友人牧師の家までタクシーで移動。夕食を囲み、語らいの時を過ごし帰宅。就寝。

日曜日 Sunday

6時起床。ベーグルとコーヒーで朝食を済ませ、ミネソタの農村にあるルーテルセントポール教会へ。1年ぶりに教会で人々の前に立ち、聖書のメッセージを語る。ジョークで笑いをとり、人々の心にメッセージを直球で投げ込む。

帰途、ガソリンスタンドでお土産の地元の蜂蜜を購入。近所のスーパーでドラゴンロール、シュリンプロールという創作巻き寿司を購入、家で食して堪能。早めに就寝し、新しい1週間に備える。

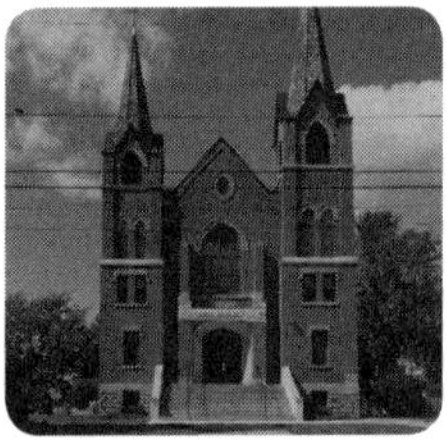

ルーテルセントポール教会

誰も入れないコロナ病棟
でも誰も孤独にはさせない
誰もひとりで死なせはしない

おわりに

渡米後1年が過ぎようとしていたころ、私は毎日原因不明の頭痛と胃もたれに苦しめられ、チャプレンとして患者をケアすることができないほどの状況になり、受診した。極度のストレスと診断された。自分でも原因はわかっていた。毎日、コロナ病棟に入ることがストレスなのではないし、死を看取り続けることがつらいのでもない。パンデミックの中、外国人としてアメリカで生きるストレスが限界に達していたのだ。

渡米後すぐに口座開設のために初めてのバスに乗り銀行に向かったのだが、バスを降りると目の前が廃墟となっていて警備員が立っていた。「銀行はどこですか?」と聞くと「デストロイド!(破壊されたよ)」と。そう、ブラックライブズマターの大暴動が起き、警察署や銀行までが火を放たれ破壊されてしまったのだ。瓦礫《がれき》の山、窓を破壊されベニア板で覆われた商店街はこの街に何が起きているかを物語る。

2020年5月に黒人市民ジョージ・フロイド氏が警察官に殺された事件発生から約1年後、被告の元警察官デレク・ショーヴィンの判決の日にはさらなる暴動を抑止するためにマシンガンを構えた州兵が街の至る所に立っていた。まさにここは内戦の現場だった。州より夜の外出禁止令も出た。

そのような日々のある晩、私は病院の宿直室でポケベルを握りしめ仮眠をとっていた。夜間外出禁止のお知らせのサイレンが「ウーン！ ウーン！」とけたたましく鳴り響く。そのサイレンの音を意識の片隅で聞いていると、突然私は金縛りにあい動けなくなった。爆発音とともに病院が揺れ、アジア人の病院スタッフが逃げ惑いながら私に助けを求めてくる。だが、私の身体は動かない。金縛りの悪夢だった。

このような金縛りにあった理由は明白だ。アジアンヘイトクライムが全米中で起きていたからだ。日本領事館から「帽子やマスクで顔を隠してアジア人だとわかりにくくして外出するように」とのメールが来て言葉を失った。自分が自分でいられない、顔を隠して生きなければならないというこれまで味わったことのない恐怖は私の精神を追いつめていった。

またミネアポリスクライムという言葉もつくられるほど、街の治安は悪化していた。近所でバラバラ殺人事件や黒人の子ども3人が立て続けに何者かに射殺される事件も起き、いまだに犯人は捕まっていない。しかも治安が悪くなったのは街中だけではない。なんと私が勤める病院内の治安も悪化したのだ。車の乗降時にドライバーを襲い、車そのものを奪い去るカージャックが街で多発、ついに勤務先の病院の駐車場でも2件の被害が出た。患者のお見舞いを終え帰ろうとしていた家族が何者かに突き飛ばされ、コンクリートに頭を強打。車は奪われ、その家族が救急外来に運び込まれるという信じられないことが起きた。

さらには少し離れた場所にある同じ系列のクリニックで、なんと銃乱射事件が発生。1人の看護助手が死亡、他に4人が重傷を負う事件が起きたのだ。犯人は医師に恨みを持つ精神疾患のある薬物濫用者であった。信じられるであろうか。病院とは病やけがを癒やす場所なのに、その病院でお見舞いに来ていた家族が襲われ大けがをしたり、元患者が医療従事者を射殺したりするのだ。医療従事者たちも極度の不安の中にいた。

そして私たちチャプレンはそのような医療従事者たちの心のケアをもしなくてはいけないのだ。

だが、その私を守ってくれるのは誰か。私は車もない無防備なひとりのアジア人だ。毎日病院との往復で、危険な地域を自転車で通らなくてはならない。顔面を隠せと言われる街、暴動で破壊された街を中古の100ドル自転車で通勤する日本人の私を守ってくれるのは誰か。警官が人を殺す街で私を守ってくれる者などいない。私の恐怖と孤独は極限だった。だが、この状況を私は日本の関係者にあえて伝えなかった。変に心配をさせても仕方ないからだ。

そのような孤独な私を支えてくれたのは、会ったことのない支援者たちだった。多くの人々がメディアで私の活動を知って手紙、お茶漬け、漬物などを送ってくれた。小学校から大学医学部まで多くの教育、医療機関が私にオンライン講演でチャプレンとその働きについて話してほしいと依頼をくれた。講演の後に手書きの全校生徒の手紙をくれた小学校もあった。その中の一つに「せきのさんがんばって！　わたしもしょうらいチャプレンになりたいです！」という手紙があり、魂が震えた。また一度も会ったことのない現地の人々が連絡をくれ、家族のように接してくれた。不思議と人生の大きなピンチのときに助けてくれるのは知らない誰かだったりする。そして知らない者同士だけれども誰かのための誰かになることこそ、チャプレンの仕事である。

私が病棟で訪ねる患者は全員が初対面だ。日本人チャプレンである私は病室をノックする直前までは、患者にとって人種も言葉も違う他人だ。けれども「どうぞ」と迎え入れてくれた瞬間にその人の誰かになる。家族や友人の代わりにはなれない。医者や看護師のように治療や世話はできない。けれどもその人の魂に触れることができる。人が死を前にしたときに抱える孤独や引きずってきた後悔を話せるのは近親者ではなく、知らない他人だとよく言われる。だから日本人チャプレンである私は、患者さんの一番近い他人になるために出かけていく。

あるときコロナ室に入るやいなや、患者さんが「私はキリスト教会に失望したんだ」といら立ちをぶつけてきた。こうなるとクリスチャンという唯一の共通点さえなくなる。だがチャプレンはここで、神を語らない神から遣わされた他人になる。「私も実はキリスト教会があまり好きではありません。教会ではなく、よろしければあなたの話を聞かせてくれませんか?」と伝えると彼はせきを切ったように話しだした。

以前から夫婦関係がよくなかったが、コロナパンデミックで職を失ったことが決定打になり離婚。3人の息子たちは父親である彼が家庭を壊したと言い、家を出てしまった。そのような中で彼はコロナウイルスに感染、入院を余儀なくされた。そして隔離病棟にいる彼に息子から電話があり「父さんとはもう二度と会わない」と絶縁を突きつけられた。悲惨すぎると思うかもしれないが、私の目の前の現実だ。回復するかわからない状況の彼だったが、私に1時間も話をした。最後には手を握って「来てくれてありがとう、聞いててくれてありがとう。家族関係をなんとか修復できるように努力してみるよ」と言ってくれたのだ。彼の顔には涙と微笑みがあった。

私はメディアを通して日本の人々にチャプレンのこのような働きを伝えていた。皆感心してくれるのだが、返ってくるリアクションは大体こうだ。「日本にもチャプレンが必要だ。だが宗教心がない日本人にとってはハードルが高い」。その通りだ。だが先のコロナ患者さんの話を振り返ってほしい。私は宗教の話など全くしていない。実際にアメリカはもはやキリスト教国ではないし、私の病床訪問の半分以上は神の話さえしないケースばかりだった。

しかし、死を前にした全ての人は宗教的なのだと私は思う。死を前にしたときに患者さんは未練、後悔、怒り、喜び、感謝……実にさまざまなことを語る。その根底にあるものは、たとえ肉体を失っても失いたくない大切なものへの想いだ。たとえ死しても失いたくないものに手を伸ばそうとする。「religion（宗教）」という言葉の語源は「つながり」という意味である。つまり死を前にして「大切なものとつながっていたい」と思うことこそが宗教の始まりであり、永遠への入り口なのだ。

だからこそ、死を前にした者は誰もが宗教的でありスピリチュアルであるのだ。そしてその傍らに寄り添う家族や病院のスタッフは、死という大切で尊い時間に招かれた一人ひとりなのだ。日本人は宗教心がないのではなくて、死を忌むべきもの不吉なものとしてできるだけ先延ばしにしてきただけではないのだろうか。私はこれから、この日本の文化と闘っていかなくてはならないのかもしれない。

この1年間の戦いの日々を支えてくれたのは同僚のチャプレン、スタッフ、患者さんたちだった。また、渡米をサポートしてくれた日本福音ルーテル教会、米国福音ルーテル教会、アメリカでの日常生活を助けてくれた教会関係の友人たちに感謝している。遠い日本から毎週のように手紙や物資を送ってくれた方々にも励まされた。そして大きな犠牲を自ら払って私と共に渡米し、毎日の闘いを支えてくれた妻に心からの感謝を伝えたい。彼女がいなければ、私は生き残ることができなかった。

この本はキリスト新聞社の松谷信司社長が私のアメリカでの活動をインターネット新聞『クリスチャンプレス』で連載してくれたものがきっかけになった。その連載に着目し、日本のキリスト教会、医療界、ひいては社会にあらたな風を吹き込もうと日本キリスト教団出版局の市川真紀氏が情熱を注ぎ、時差を越えて企画編集し、この1冊に仕上がった。

もうすぐ1年間のアメリカでのチャプレンの仕事を終え、日本に戻る。混乱の時代、何が始まるのか。この1冊と共に新しい時代のページをめくっていきたい。

2021年8月25日　アメリカ　ミネアポリスにて

関野和寛

本書は、インターネット配信の『日刊キリスト新聞　クリスチャンプレス』（CP）にて2020年9月より2021年3月に配信された連載「アメリカのコロナ病棟から 関野和寛のゴッドブレス」（全13回）を大幅に加筆修正し、書き下ろしを加えたものである。

初出一覧

「はじめに」 CP連載第1回
「日本人牧師、アメリカのコロナ病棟へ初潜入」CP連載第2回
「コロナ室で握手してもいいですか？」CP連載第4回
「コロナ室の十字架」CP連載第5回
「希死念慮とコロナ室」CP連載第6回
「『Go To』から『Go Beyond』へ」CP連載第7回
「コロナが破壊したうわべのクリスマス」CP連載第10回
「教理も死も越えて（その1）」CP連載第12回
「教理も死も越えて（その2）」CP連載第13回
「ネイティブアメリカンの怒り」書き下ろし
「人工呼吸器を外すので立ち会ってください」書き下ろし
「いのちのビザをください」書き下ろし
「ダブルバーガーを持ってこい！」書き下ろし
「不倫に出す処方箋はなし」書き下ろし
「わたしは はんぶん にほんじん」書き下ろし
「コロナ室に羽ばたいた日本の鶴」CP連載第3回
「アメリカ、コロナ病棟に届くメリークリスマス（その1）」CP連載第8回
「アメリカ、コロナ病棟に届くメリークリスマス（その2）」CP連載第9回
「ワクチンが生み出す差別と分断」CP連載第11回
「絶望を議論したところで仕方がない」書き下ろし
「病室もまた銃弾飛び交う戦場」書き下ろし
「アフリカ人チャプレンとの決裂」書き下ろし
「チャプレン関野の1週間」書き下ろし
コラム全6本　書き下ろし
「おわりに」 書き下ろし

《著者》

関野和寛　せきの・かずひろ

1980年東京生まれ。青山学院大学国際政治経済学部卒業、日本ルーテル神学校卒業、香港ルーテル神学校牧会宣教博士課程修了。2006年より東京都新宿の歌舞伎町の裏にある日本福音ルーテル東京教会の牧師を14年間務める。2020年7月渡米。同年9月より2021年9月までミネソタ州ミネアポリスの病院にて臨床牧会教育の一環で病院聖職者（チャプレン）として働く。

著作

『すべての壁をぶっ壊せ！――Rock'n牧師の丸ごと世界一周』（日本キリスト教団出版局、2018年）、『神の祝福をあなたに。――歌舞伎町の裏からゴッドブレス！』（同、2019年）、イスラエルフォトメッセージブック『ROCKERS OF THE HOLY LAND』（緒方秀美写真、キリスト新聞社、2019年）、『天国なんてどこにもないよ――それでもキリストと生きる』（教文館、2021年）。

ひとりで死なせはしない――日本人牧師、アメリカでコロナ患者を看取る

2021年9月24日　初版発行
© 関野 和寛　2021

著者　関 野 和 寛

発行　日本キリスト教団出版局

〒169-0051　東京都新宿区西早稲田2-3-18
電話・営業03（3204）0422　編集03（3204）0424
https://bp-uccj.jp

印刷・製本　三松堂

ISBN978-4-8184-1093-0　C0016　日キ販
Printed in Japan

日本キリスト教団出版局の本

価格は本体価格（税抜）

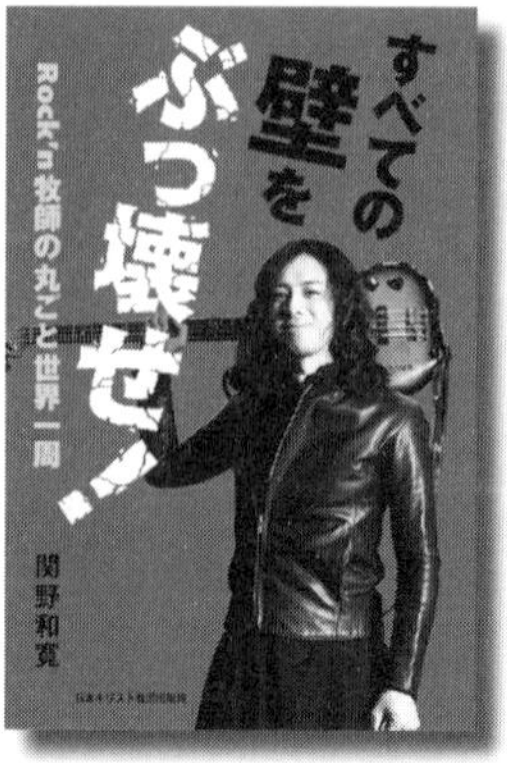

すべての壁をぶっ壊せ！

Rock'n 牧師の丸ごと世界一周

関野和寛 著

「国境？宗教？人種？言葉？俺と世界の間にそびえるすべての壁をキリストと一緒にぶっ壊すぜ！」。型破りのロッカー牧師が世界を飛び回り、出会う人々との間にあるあらゆる壁を越えていく。

四六判 88 頁 1000 円

神の祝福をあなたに。

歌舞伎町の裏からゴッドブレス！

関野和寛 著

新宿・歌舞伎町裏にある教会には、詐欺師、ホステス、酔っ払いなど、さまざまな人が訪れる。そうした人々の本音を聞き、その誰にも平等に神の祝福（ゴッドブレス）を届けたエピソード30を収録。

四六判 88 頁 1000 円

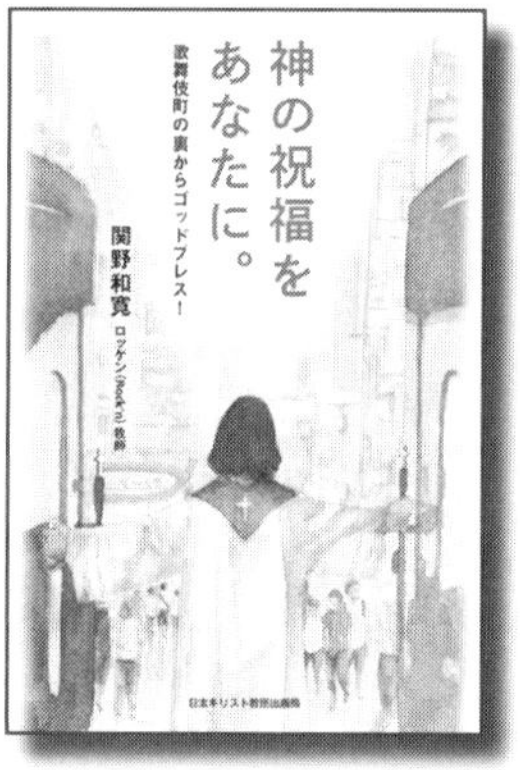